"終活"の前に知っておきたい病院の"イザ"の話

"イザ"入院したら

"イザ"がんと診断されたら

"イザ"家族が大きな病気やけがをしたら

この本はそんな"イザ"の時に
備えるための本です。

"イザ"の流れがわかっていれば、
"イザ"の時も安心です。

"イザ"をかわして住み慣れた家に帰るのを
全力で支援するのが当院の使命です。

"終活"なんていらない。
"イザ"に備えて全力で生き抜く。

広島市立北部医療センター安佐市民病院

「病院長挨拶」

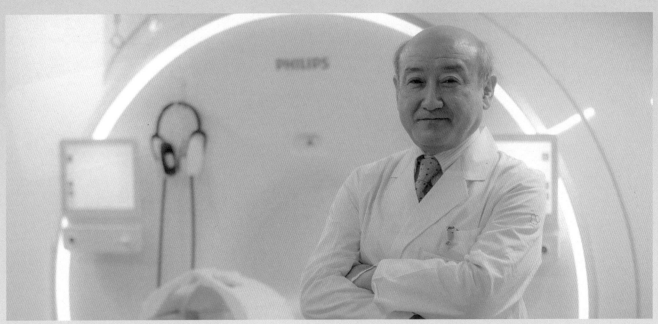

広島市立北部医療センター安佐市民病院
病院長 小野 千秋

愛と誠

地域の基幹病院として、患者の皆さんの利益のために、愛と誠の精神、そして誇りをもって安全で質の高い医療を提供します

この本をお手にとっていただいた皆様へ

当院は多くの方々の努力、お力添えのもと、2022年5月1日に旧安佐市民病院から移転し、太田川のほとり、JRあき亀山駅前に新築、開院した最新の病院です。

建物はもちろんきれいで、旧病院に比べてアクセスもより便利になりましたが、くわえて働いている職員も新しい環境のもと元気いっぱいです。

本書はそんな職員たちが近代的な最新設備をそなえた病院内で今どんなことがおこっているのか、何が行われているのかを皆様により詳しく知っていただこうという強い思いのもと、心をこめて作った汗と努力の結晶です。

本の中ではたくさんのイラストを交えてわかりやすくをモットーに、当院で行っている高度な医療手技、最新の医療設備、イザのときの入院から日常の生活にもどるまでのプロセスとそれにたずさわる大切な職員、そして病院施設や労働環境のことなどをご紹介しています。

すこし耳慣れないことばも出てくるかもしれませんが、堅苦しく考えずに気楽にページをめくっていただければ、いつの間にか楽しく最後まで読んでしまった、となっていれば制作にたずさわった職員たちの喜びはこれにまさるものはありません。

もちろん興味のある部分、ご自身、あるいはご家族などがかかられている診療科についてなど一部を読んでいただいても結構です。より深く知識と情報を得ることができると思います。

冒頭にかかげましたのは当院の基本理念です。私たちはこの理念のもと誠を尽くして地域の基幹病院としての責務を果たしていきます。理念のなかの愛という文字にはさまざまな意味があると思いますが、ここでは自分以外の他人を思いやる気持ち、としておきます。この本には職員からの皆様への愛がたくさん詰まっています。紙面からあふれ出るようないっぱいの愛を感じ取っていただければ幸いです。

最後に

わたしたち職員は全員一丸となって地域医療を支えていきます。

今後とも皆様のご協力、ご支援をよろしくお願いいたします。

2023年3月

「令和家庭医学の決定版　発刊」

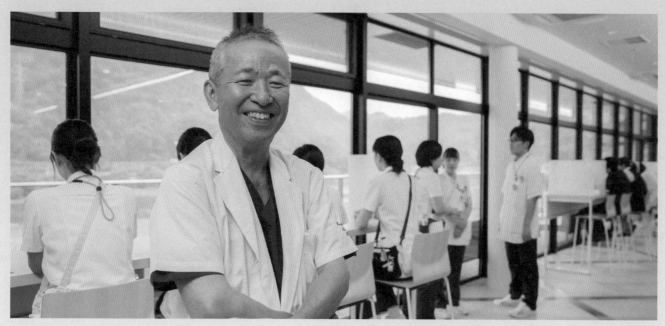

広島市立北部医療センター安佐市民病院 前病院長
安佐医師会病院 病院長 **土手 慶五**

「なごりをしくおもへども、娑婆の縁尽きて、ちからなくしてをはるときに、かの土へはまゐるべきなり。いそぎまゐりたきこころなきものを、ことにあはれみたまふなり。」
（歎異抄　第九条）

　令和の時代、団塊の世代一学年270万人が後期高齢者となる時代、巷では、終活の勧め、断捨離、80〜100歳を健康に超える方法、多くの人生最終段階啓発本を書店、新聞広告に見かけない日はありません。ところが平家から源氏と武家の無常を生きた親鸞上人は、煩悩の海で溺れて、浄土に急いで行こうとしないのが我々、凡夫であると。

　我々、北部医療センターでは、年間１万4000人の入院患者があり、7500台の救急車が搬送されてきます。入院の45％は緊急入院です。「明日は調子が悪そうだから、救急車を予約しとこう」という人はいません。「80歳をすぎて唾がのみこめなくなったら、一人で入浴できなくなったらどうするか？」と問われた時は、「その時になってみないとわからない」、が一般的な答えです。死を悔いなく覚悟をもって迎えたいと思う気持ち、そのようなマインドをコントロールしたいという努力は尊いのですが、我々、医療人からすれば、その前に、病院で何がおこるのか、どんな病気で、どんな治療をおえて、どんな人々が現れて、どのように元の家に帰っていくのか？　あまりにも、皆様ご

存知ないのが実情です。知らないがゆえに、その時におこる理不尽、余裕のなさからくる説明不足、あまりの急展開、本人、ご家族の怒りが爆発するのも当然といえば当然です。

　この本は、皆様の「イザ」にどんな病気があって、どんな風にドラマが、どんな登場人物によって描かれていくかを、それぞれの医療人の立場で書いた本です。さあ、終活をする前に、そのドラマのあらすじを予習してください。どうぞ、イザのシナリオをご一読ください。きっと皆様のイザ、イザで狼狽するご家族に役立つとおもいます。

2023年３月

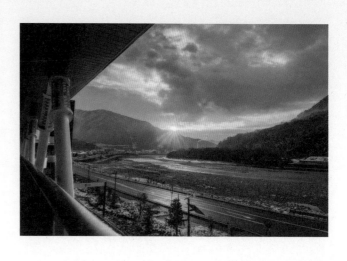

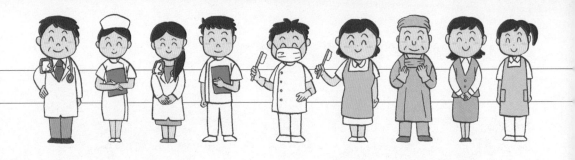

もくじ

はじめに
本書の使い方　06

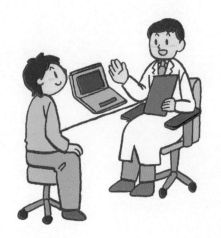

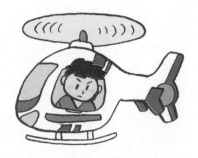

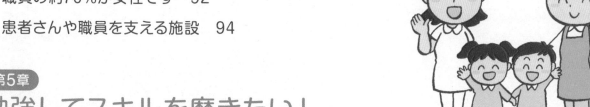

本書のマスコット紹介

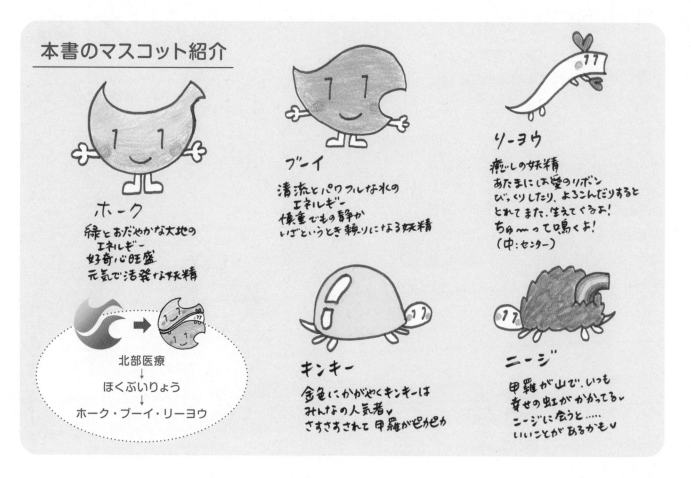

ホーク
緑とおだやかな大地の
エネルギー
好奇心旺盛
元気で活発な妖精

北部医療
↓
ほくぶいりょう
↓
ホーク・ブーイ・リーヨウ

ブーイ
清流とパワフルな水の
エネルギー
慎重でもの静か
いざというとき頼りになる妖精

リーヨウ
癒しの妖精
あたまには愛リボン
びっくりしたり、よろこんだりすると
とれてまた、生えてくるよ！
ちゅ〜って鳴くよ！
（中：センター）

キンキー
金色にかがやくキンキーは
みんなの人気者♥
さすさすされて甲羅がピカピカ

ニージ
甲羅が山で、いつも
幸せの虹がかかってる〜
ニージに会うと……
いいことがあるかも♥

はじめに　本書の使い方

アクセス

車での来院方法

西側平面駐車場（70台）、地下駐車場
（256台）をご利用ください。

- 国道54号（可部バイパス）から可部
  取水場（東）交差点を西へ約1km
- 国道183号から可部中央交差点を
  西へ約1.5km
- 国道191号から福原団地入口交差
  点を南に約800m、県道267号（宇
  津可部線）を西へ約200m
- 西方面（安佐地区・安佐南区）から
  県道267号（宇津可部線）を東へ

JRでの来院方法

JR可部線「あき亀山駅」下車すぐ（雨
に濡れずに正面玄関まで行くことが
できます）。

バスでの来院方法

病院前のロータリーにバス停を設置
しています。

詳しくはこちらから▶

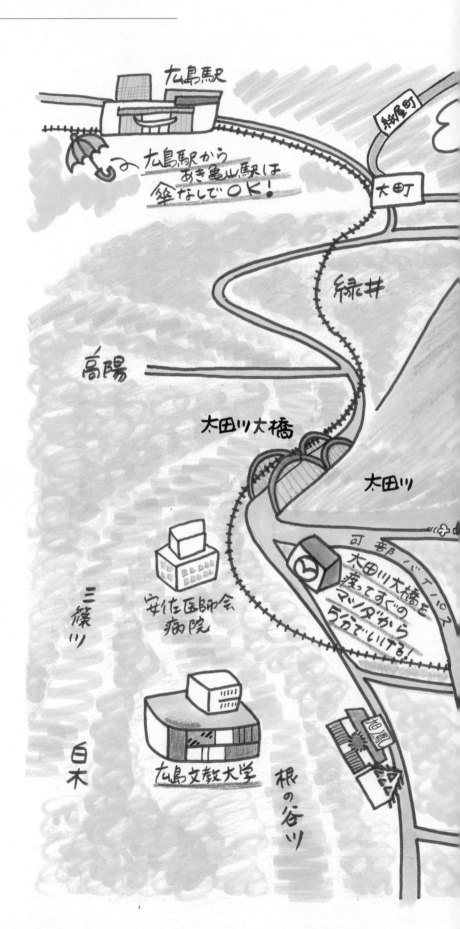

交通のご案内

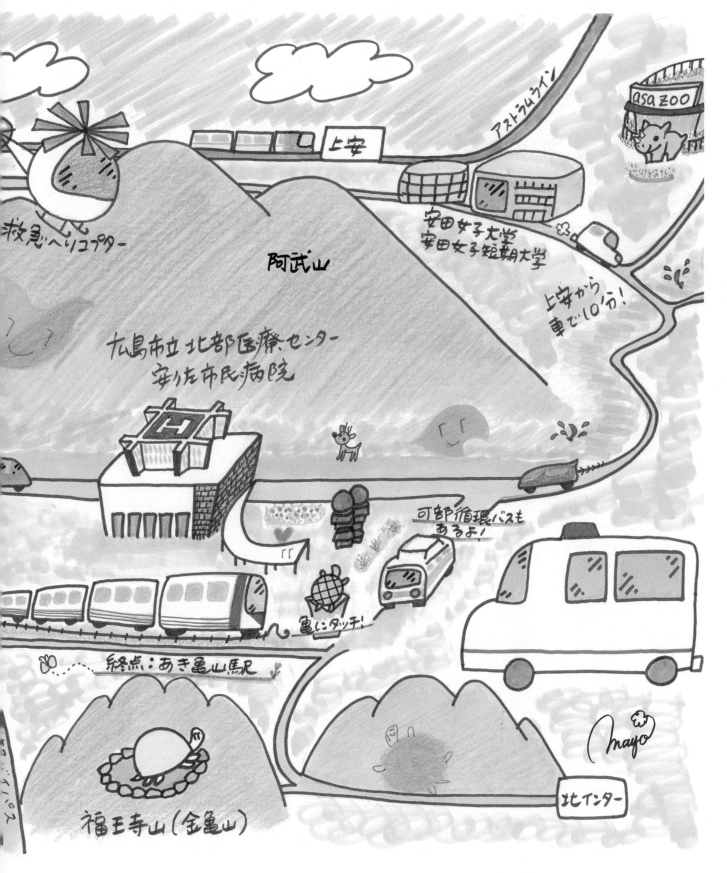

「人生は旅」

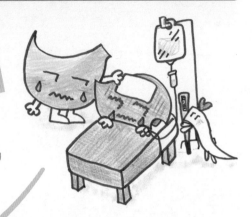

輪廻転生ならぬ
"輪廻転床"

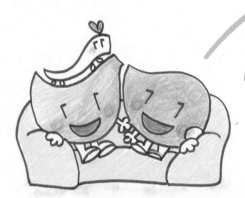

1周する人、5周する人
旅はいろいろ、人生いろいろ

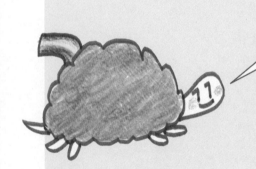

治療方針を決める要素は4つあるよ
① どういう病気？
② 家族や頼りになる人はいる？
③ 生活環境（家や周辺環境）はどう？
④ 元気になったら何がしたい？

病気のことだけが重要ではなくて
①～④を総合して治療方針が決まるんだね

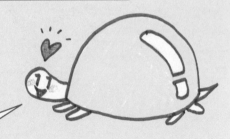

でも、そんなところまで主治医の先生は
話を聞いてくれるかな……

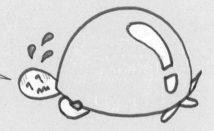

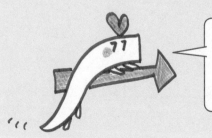

"イザ"の時に備えるために
次のページでいろいろな主治医を
紹介していくちゅ～

自分の"イザ"を診てくれるのは？

主治医が医者とは限らない？？

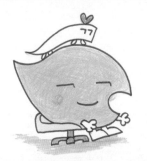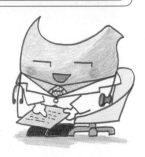

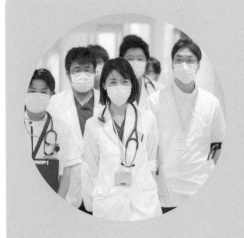

イザ、調子が悪くなったら……
"全身の"病気を診る主治医

全身を診て適切な判断や治療をします！

総合診療科 ▶ P 64

救命救急医 ▶ P 59

イザ、病気と診断されたら……
"専門の"病気を診る主治医

それぞれの病気の名医がいます！

診療科紹介 ▶ P 74-75

看護のスペシャリスト ▶ P 100-103

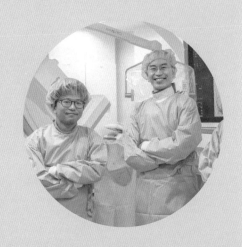

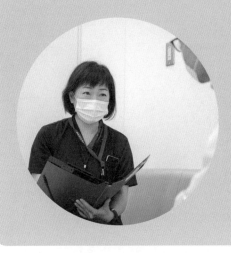

イザ、入院したら……
入院生活や退院後の生活を診る主治医

入院後の生活や退院後の生活を支えます！

看護師 ▶ P 80-81

入院説明 ▶ P 16-27

医療ソーシャルワーカー ▶ P 80-81

"イザ"がんと診断されたら

がんの治療には大きく分けて4種類
がんの種類や進行度によって患者さんに適した治療が選ばれます。

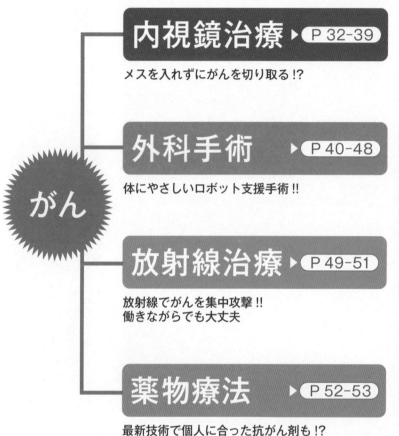

がん

内視鏡治療 ▶ P 32-39
メスを入れずにがんを切り取る!?

外科手術 ▶ P 40-48
体にやさしいロボット支援手術!!

放射線治療 ▶ P 49-51
放射線でがんを集中攻撃!!
働きながらでも大丈夫

薬物療法 ▶ P 52-53
最新技術で個人に合った抗がん剤も!?

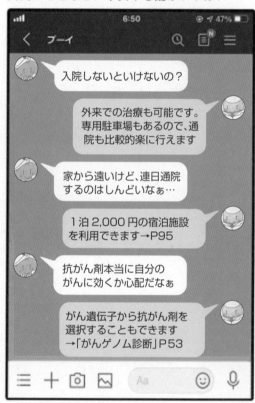

「がん」と診断され、治療のことや、費用のことなど、不安や心配がいっぱい…

> 入院しないといけないの?

> 外来での治療も可能です。専用駐車場もあるので、通院も比較的楽に行えます

> 家から遠いけど、連日通院するのはしんどいなぁ…

> 1泊2,000円の宿泊施設を利用できます→P95

> 抗がん剤本当に自分のがんに効くか心配だなぁ

> がん遺伝子から抗がん剤を選択することもできます→「がんゲノム診断」P53

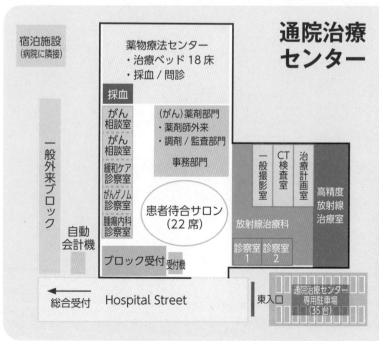

通院治療センター

がん診療に関する検査や治療、診察室はもちろん、受付から会計まですべて17番通院治療センターに集約されているので広い病院を歩き回る必要がありません!

通院治療センター専用の駐車場もすぐ横に整備されているので通院も楽々!

宿泊施設（病院に隣接）

薬物療法センター
・治療ベッド 18床
・採血/問診

採血

がん相談室
がん相談室
緩和ケア診察室
がんゲノム診察室
腫瘍内科診察室

（がん）薬剤部門
・薬剤師外来
・調剤/監査部門

事務部門

患者待合サロン（22席）

一般外来ブロック

自動会計機

ブロック受付　受付機

一般撮影室
CT検査室
治療計画室
高精度放射線治療室

放射線治療科

診察室1　診察室2

総合受付　Hospital Street

東入口

通院治療センター専用駐車場（35台）

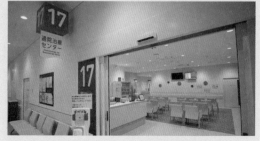

"イザ"足腰が痛み出したら

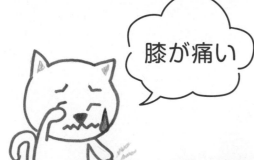

膝が痛い

腰が痛い

そんなときは
安佐市民病院の
日本一の整形外科へ!!!

▶ P 54-58

手足が痺れる

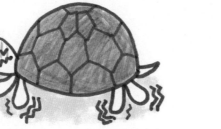

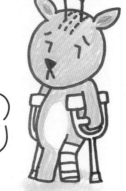

骨が折れた

[➡整形外科ではないこともあります!]

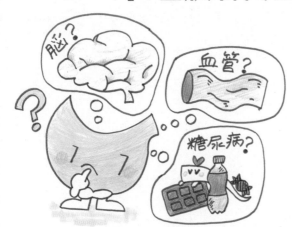

- ●脳が原因？　　　　▶脳神経外科
- ●血管が原因？　　　▶心臓血管外科
- ●糖尿病が原因？　　▶糖尿病内科

生活背景、病歴などをもとに原因を突き止めます!

"イザ"の病気とは？

緊急性の高い病気

緊急入院・治療が必要

- 24時間、365日すぐに対応が必要！
- 病院を選ぶ時間もない！
- 早くに症状が出てみるみる悪化する
- 6時間以内に治療が必要
- 翌朝までは様子見できない

どんな症状？

よだれ
言葉が
出ない

手足が
動かない

冷や汗が
出る

急に
胸が痛む

便が
赤い

翌日まで待てない血管の病気

血管の異常は大きく分けて2種類
① 血管が**詰まる**病気
② 血管が**破れる**病気

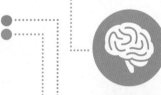

脳卒中
脳神経内科・脳神経外科・脳血管内治療科
▶ P 69-71

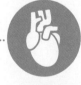

心筋梗塞
循環器内科　心臓血管外科 ▶ P 66-67

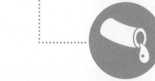

大血管疾患
心臓血管外科 ▶ P 72-73

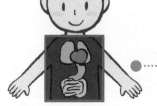

消化管疾患
消化器内科・内視鏡内科 ▶ P 32-39
放射線診断科 ▶ P 68

うちで働きませんか?

75歳までは
人の役に立ちたい!

看護補助者
▶ P 90-91

入院生活を支える
スタッフ!

いろいろな職種
▶ P 90-91

子育てしやすい
職場環境

保育施設 ▶ P 93

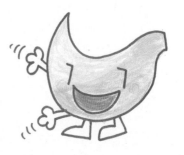

病院内ナンバーワンの場所に
スタッフ専用スペース!

スタッフコモンズへ
▶ P 92

安心して下さい。
しっかり教えます!

研修制度 ▶ P 96

あなたの『やりたい』
がここにある!

第2章・5章
▶ P 28-75／P 96-103

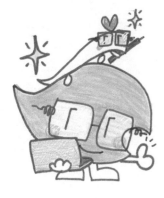

スキルを発揮できる
場所がここにある!

スペシャリスト
▶ P 97-103

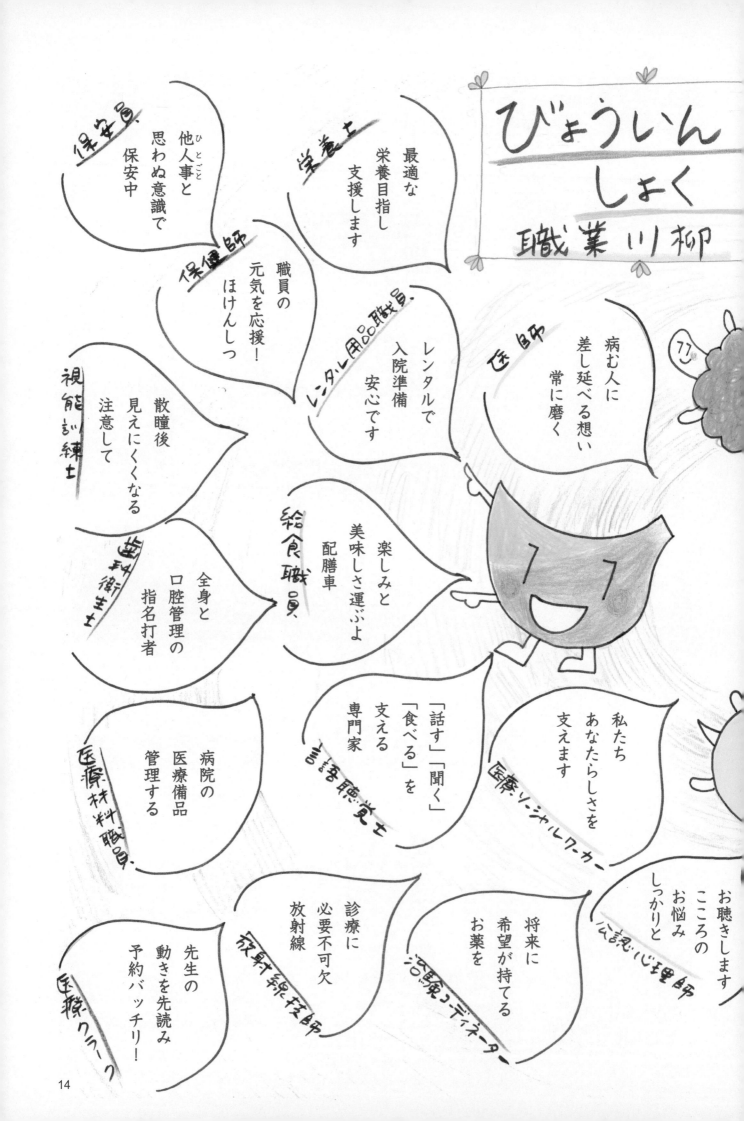

びょういん しょく
職業 川柳

医師
病む人に
差し延べる想い
常に磨く

レンタル用品職員
レンタルで
入院準備
安心です

栄養士
最適な
栄養目指し
支援します

保健師
職員の
元気を応援!
ほけんしっ

保安員
他人事と
思わぬ意識で
保安中

視能訓練士
散瞳後
見えにくくなる
注意して

歯科衛生士
全身と
口腔管理の
指名打者

給食職員
楽しみと
美味しさ運ぶよ
配膳車

医療ソーシャルワーカー
私たち
あなたらしさを
支えます

言語聴覚士
「話す」「聞く」
「食べる」を
支える
専門家

医療材料職員
病院の
医療備品
管理する

放射線技師
診療に
必要不可欠
放射線

治験コーディネーター
将来に
希望が持てる
お薬を

公認心理師
お聴きします
こころの
お悩み
しっかりと

医療クラーク
先生の
動きを先読み
予約バッチリ!

14

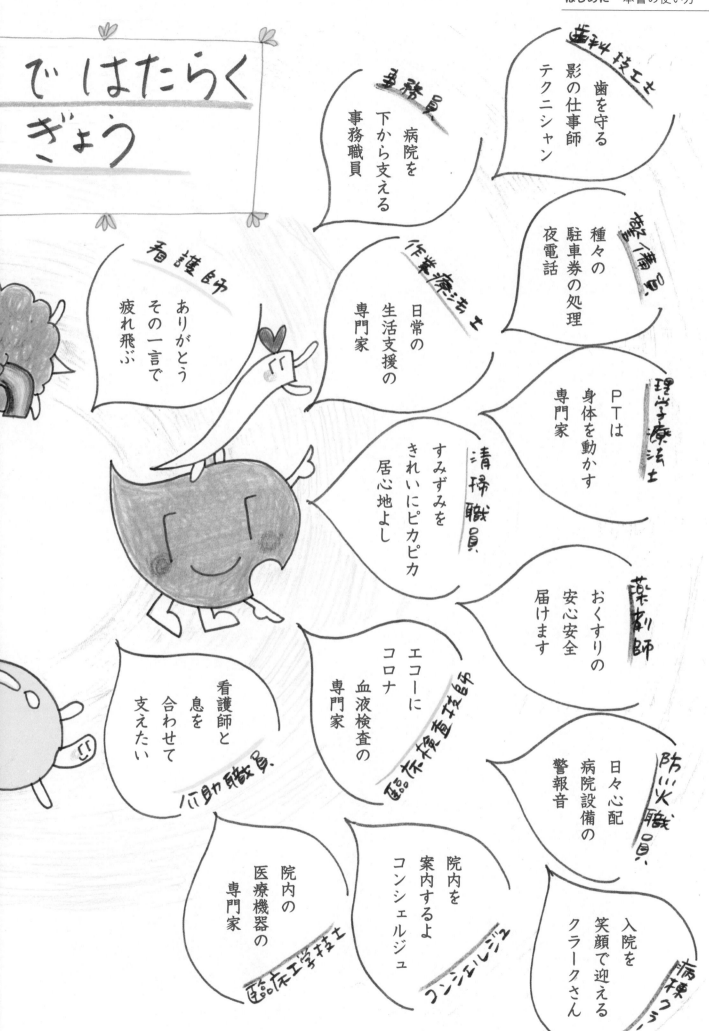

で はたらく
ぎょう

歯科技工士
歯を守る
影の仕事師
テクニシャン

事務員
病院を
下から支える
事務職員

警備員
種々の
駐車券の処理
夜電話

看護師
ありがとう
その一言で
疲れ飛ぶ

作業療法士
日常の
生活支援の
専門家

理学療法士
PTは
身体を動かす
専門家

清掃職員
すみずみを
きれいにピカピカ
居心地よし

薬剤師
おくすりの
安心安全
届けます

臨床検査技師
エコーに
コロナ
血液検査の
専門家

防災職員
日々心配
病院設備の
警報音

介助職員
看護師と
息を
合わせて
支えたい

臨床工学技士
院内の
医療機器の
専門家

コンシェルジュ
院内を
案内するよ
コンシェルジュ

病棟クラーク
入院を
笑顔で迎える
クラークさん

15

≫予定入院の流れ（整形外科）

1 自宅で転倒……どうしたらいいの？

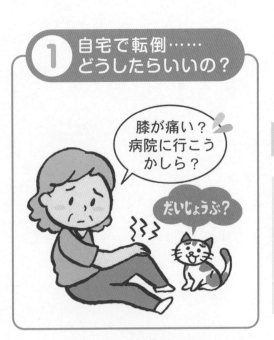

膝が痛い？
病院に行こう
かしら？

だいじょうぶ？

**いきなり
北部医療センターへ
行くのではなく……**

Tips ————
北部医療センターは
紹介状なしでの初診には
7,000円かかります。
まずはお近くの
かかりつけ医を
受診しましょう。

2 まずはかかりつけ医や近くの病院を受診

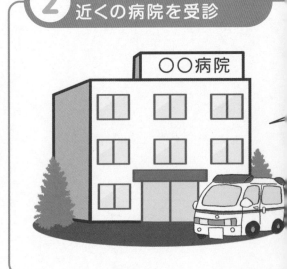

○○病院

7 やっと退院

退院に向けて
医療ソーシャルワーカー
（MSW、P80-81）や
退院支援調整看護師が
サポートします！

退院後の生活も
これで安心

6 入院については次のページ

5 イザ入院

入院は朝10時に受付！
忘れ物がないように！

ドキドキするけど
事前にしっかり
説明を受けているから安心！

整形外科は
5A病棟

リハビリ室が
同じフロア

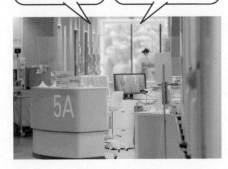

5A

膝の半月板が
損傷しています。
手術のために
紹介状を書きますので、
北部医療センターを
受診してください

**紹介状を
忘れずに！**

③ 北部医療センター受診

たしかに手術が必要ですね。
入院して手術をしましょう

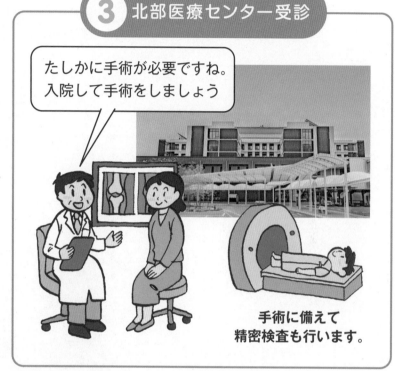

手術に備えて
精密検査も行います。

**イザ入院が決まった‼
でもどうすればいいのやら……**

④ 入院説明（入退院支援室入院部）

● 入院の日数や予定は？
● 服や身の回りのものは何を持ってきたらいいの？
● レンタルできるものはあるの？
● 病室はどんな感じなの？

そんな疑問は
すべて私たちが
お答えします‼

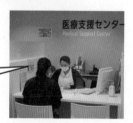

入退院支援室入院部は、

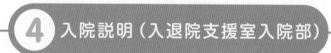
入院前から、かかわらせていただきます

Tips
北部医療センターは
患者向けの
Wi-Fiがあるので
入院中も
退屈しません！

　手術を検討し始めた段階から患者さんやご家族にかかわりを持たせていただき、安心・安全な状態で手術に臨めるように、多職種で連携を図りながらサポートさせていただきます。
　そのため、入院までに複数回来院していただくこともあります。不安なく入院していただけるようサポートをさせていただきます。

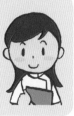

》整形外科病棟の一日(術前)

10:00　入院受付

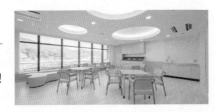

デイルームで少々
お待ちいただきます!

病棟オリエンテーション

病棟クラークから入院生活について
ご説明いたします!
また事前にお渡ししたクリニカルパス
(旅のしおり)を再確認します。

麻酔科・歯科診察

◀こちらから
病室の様子が
360°見れます!!

12:00　昼食

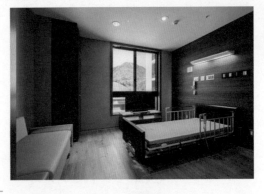

シャワー

手術IC

手術に関する説明を行
います。手術に関して
気になることがあれば
お気軽にどうぞ!

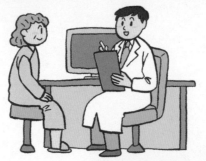

先生の手術の合間や
終わってからになるので
夕方になることも……

18:00　夕食

21:00　就寝

手術に備えて
しっかり
寝ましょう!

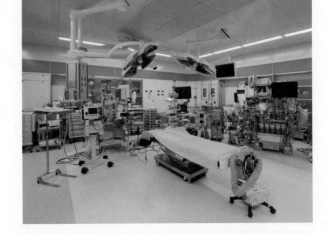

≫整形外科病棟の一日（術後）

6:00 起床

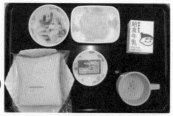

8:00 朝食

栄養をしっかり考えた食事
（治療食になることもあります）

9:00 清拭

術後1、2日は清拭
以降はシャワー浴

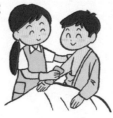
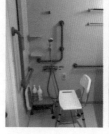
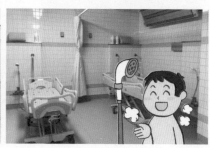

10:00 リハビリ

12:00 昼食

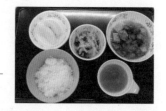

14:00 リハビリ

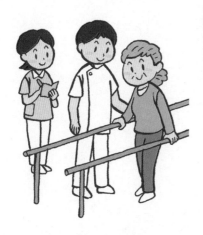

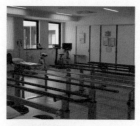

理学療法
Physical Therapy
病状が許す限り早期から、立位や歩行練習を開始することで運動機能の回復を図り、円滑に社会生活に復帰することを目指します。

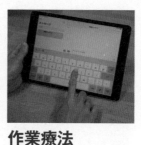

作業療法
Occupational Therapy
入院前と同じような生活が送れるよう、生活に必要な動作の練習を行い、その人らしい生活ができるようにサポートしています。

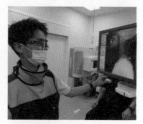

言語療法
Speech Therapy
嚥下機能評価を実施し安全に食事をするための支援をします。またコミュニケーションに問題のある方へサポートを行っています。

18:00 夕食

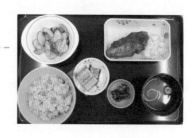

21:00 就寝

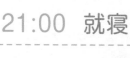
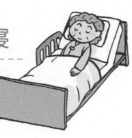

≫予定入院患者さんの退院をサポ

① 入院決定 ➡ ② 入院前（数週間～数か月）

①入院の準備とともに、
退院後の生活を考えて
準備をしましょう。

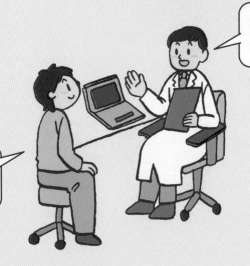

○月×日
手術しましょう

手術ですか……
わかりました

入院目的はさまざまです
- ☐ がんの治療
- ☐ 整形外科等の手術
- ☐ カテーテル治療
- ☐ 内視鏡治療　など

②入退院支援室入院部で入院のための確認と
説明をさせていただきます。

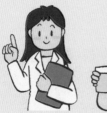 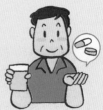

いつも飲んでいる
お薬を教えてください

- ☐ お薬手帳はお持ちですか
- ☐ 入院時に持ってくる薬
- ☐ 入院前に中止する薬

わからないこと、
不安なことがあれば
聞いてください

- ☐ 入院・手術までに
  必要な手続きについて
  ご説明します
- ☐ 日程表をお渡しする
  ことがあります
  （パス入院）

生活のことを
教えてください

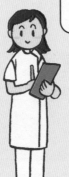

娘さんやお嫁さんに
連絡取れますか？

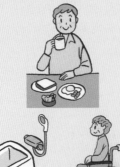

- ☐ ご自分で食べることが
  できますか
- ☐ 歯磨きや入浴が
  できますか
- ☐ 移動するときに
  介助は必要ですか
- ☐ ご家族に連絡できますか
  近くにお住まいですか

ート

③ 入院・手術（約8日間）

手術が終わり、病気の治療は終わりました。
退院後の生活を考えてみてください。
心配なことがあればご相談ください。

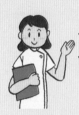

リハビリをして家に
帰る準備をしましょう

退院後に困ること
はありますか？

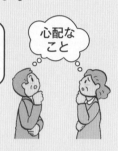

心配な
こと

食べる

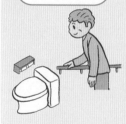

- ☐ 食事を作ることが
難しい
- ☐ 食事の介助が必要
- ☐ 飲み込みが難しい

動く

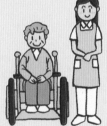

- ☐ トイレに行くのを
手伝ってほしい
- ☐ リフォームして
手すりをつけたい

清潔

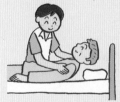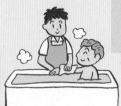

- ☐ 入浴の介助が必要
- ☐ 着替えを手伝って
ほしい

薬を飲む

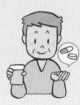

- ☐ 薬を飲むのを
手伝ってほしい

④ 退院後

退院後はどうなりますか。

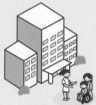

自宅　　　　　転院

全く一人で大丈夫‼

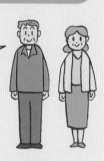

入院前と
同じ生活が
できます

❶ 買い物・掃除・弁当・
リフォームが必要！
少し手伝ってほしい！

❷ リハビリをして家に帰る！
もしくは転院する！

❸ 利用している施設での
サービスを受ける
● ケアマネジャー
● 訪問看護
● かかりつけ医

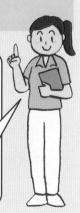

❶❷❸は、
介護保険の申請が
必要です。
医療ソーシャル
ワーカーに
ご相談ください

≫緊急入院の流れ（心筋梗塞編）

① 自宅にて

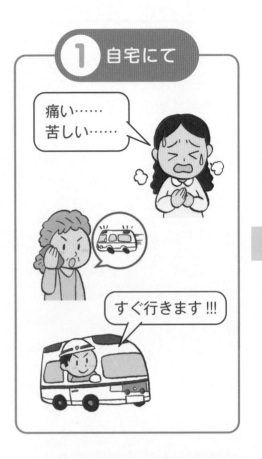

痛い……
苦しい……

すぐ行きます!!!

② 病院到着〜診断・治療

大丈夫ですか？
病院着きましたよ！

→20台/日の受け入れを行っている北部医療センター。軽症から重症までどんな患者さんでも対応します。

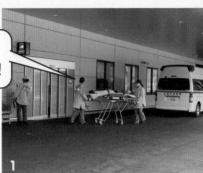

→救急医、総合診療科医、各専門医が初期診療から対応するので安心です。

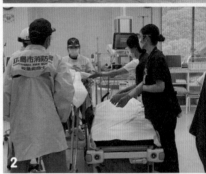

③ 入院

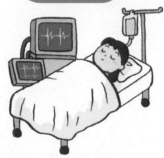

↑身体の状態に応じてICU（集中治療室）や救命救急病棟へ入院し、状態が落ち着いたら一般病棟へと移ります。

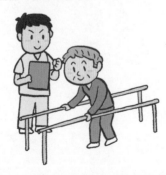

④ どこにどうやって帰る？

Pathway 0
自宅に帰る

Pathway 1
介護サービスを導入して自宅に帰る

Pathway 2
自宅に帰る前に転院する

Pathway 3
療養型病院や施設に入る

Pathway（パスウェイ：退院後の道すじ）? ▶ P77

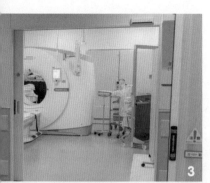

←救命救急センターのすぐ横にCTやMRIがあるので迅速な検査ができます。

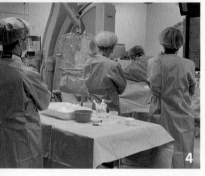

←心筋梗塞や脳梗塞など緊急を要する疾患には24時間365日対応します。

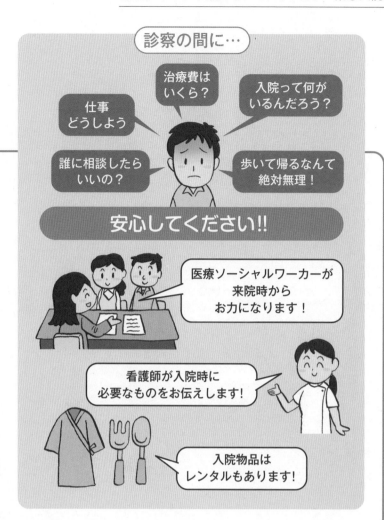

診察の間に…

仕事どうしよう

治療費はいくら？

入院って何がいるんだろう？

誰に相談したらいいの？

歩いて帰るなんて絶対無理！

安心してください!!

医療ソーシャルワーカーが来院時からお力になります！

看護師が入院時に必要なものをお伝えします！

入院物品はレンタルもあります！

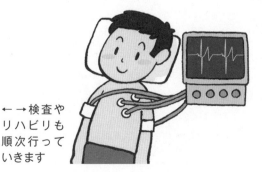

↑薬の管理や栄養指導など身体のことはプロフェッショナルにおまかせあれ！

減塩

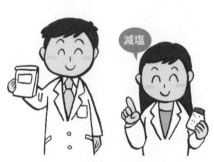

←→検査やリハビリも順次行っていきます

平均入院日数は8日！それぞれチームで退院に向けて援助いたします！お任せください!!

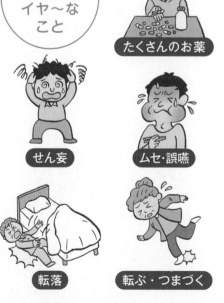

入院中に起こるイヤ～なこと

たくさんのお薬

せん妄

ムセ・誤嚥

転落

転ぶ・つまづく

→これらを防ぐために……▶ P 82-89

23

≫緊急入院患者さんの退院をサオ

① 救急搬送・救急外来受診

② 病気の診断・治療方針・手術実施（約7〜14日間）

医師が病気の診断をし、治療方針を
決定します。

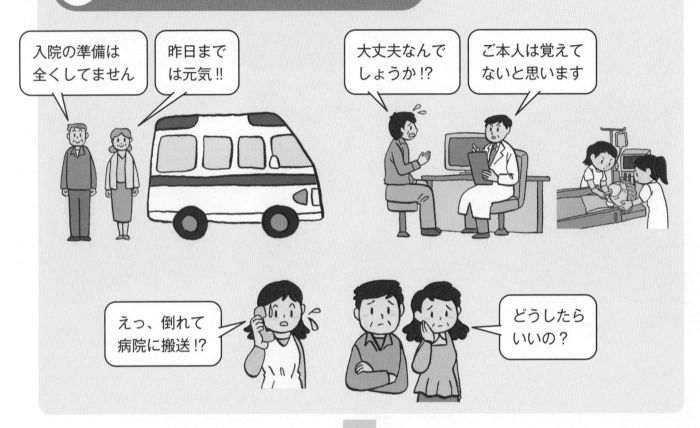

24

ート

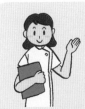 元気になったら、何がしたいですか！

「家に帰る!!」という
希望と勇気を持って!!

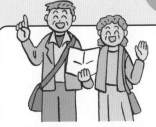 元気になったら
夫と旅行
したいわ！
治療がんばるわ！
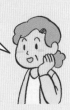

食べる

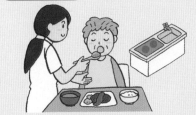

- ☐ 食事を作ることが
  難しい
- ☐ 食事の介助が必要
- ☐ 飲み込みが難しい

動く

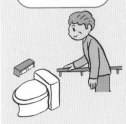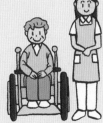

- ☐ トイレに行くのを
  手伝ってほしい
- ☐ リフォームして
  手すりをつけたい

清潔

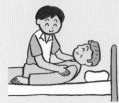

- ☐ 入浴の介助が必要
- ☐ 着替えを手伝って
  ほしい

薬を飲む

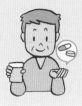

- ☐ 薬を飲むのを
  手伝ってほしい

③ 退院後

退院後はどうなりますか。

 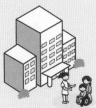

自宅　　　転院

全く一人で大丈夫!!

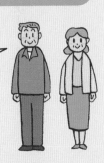 入院前と
同じ生活が
できます

❶ 買い物・掃除・弁当・
リフォームが必要！
少し手伝ってほしい！

❷ リハビリをして家に帰る！
もしくは転院する！

❸ 利用している施設での
サービスを受ける
● ケアマネジャー
● 訪問看護
● かかりつけ医

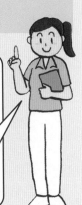

❶❷❸は、
介護保険の申請が
必要です。
医療ソーシャル
ワーカーに
ご相談ください

25

病院における"旅のしおり"
それがクリニカルパスです

関節鏡下半月板縫合術

氏名（　　　　　　　　）病名（　　　　　　　）主治医（　　　　　　）看護師（　　　　　）

日付	／（　）	／（　）	／（　）	／（　）	／（　）	／（　）	／（　）	
経過	入院日	術前	術後	術後1日目	術後2日目	術後3日目〜	術後10日目〜	
検査								
点滴			点滴をします	点滴をします終了したら針を抜きます				
内服	持参薬の確認をします		痛み止めの薬を始めます	胃薬を始めます				
処置	検温（入院時）	検温（出棟前）	検温（帰室時、15分後、30分後、60分後）	検温（10時）	検温（10時）	検温（10時）	検温（10時）	
安静度・リハビリ	車椅子への移乗練習をします大腿四頭筋訓練の練習をします			車椅子へ移乗できます（ニーブレスは装着のままです）			ニーブレス除去松葉杖で歩行練習開始（患肢は体重がかけられません）	
食事	制限はありません	麻酔科指示で絶飲食	術後3時間後に腸の動きを確認後、飲水できます。食事も再開です	制限はありません				
清潔	シャワー浴をします	手術着に着替えます		お身体を拭きます			シャワー浴ができます（ニーブレスは装着したままです）	
排泄			尿の管が入っています	尿の管を抜きます				
患者・家族への説明	主治医より手術の説明があります	ご家族の方は面会室でお待ちください	主治医より説明があります				可能であれば薬を自己管理してもらいます	
担当看護師								

クリニカルパスとは、治療や検査の標準的な経過を説明するため、入院中の予定をスケジュール表のようにまとめた計画書です。

入院の際、患者さんにお渡しして、入院中に受ける検査・手術の予定や手術後のリハビリなどの治療内容、食事・入浴などの生活の流れを十分ご理解いただき、安心して入院生活を送っていただくためのものです。

医師、看護師をはじめ、医療にかかわるスタッフ全員が患者さんの治療計画を共有化することにより、チーム医療に役立て、医療の安全や医療の質の向上を目的としたものです。

当院では、患者さんに治療内容などを十分にご理解いただき、安心して入院生活を送っていただくため、積極的にクリニカルパスの導入を進めています。

整形外科入院される方へ

入院日　　　月　　　日（　　）10時
入院当日は1階入院受付1−6番に直接お越しください
入院手続きには『入院申込書』『診察券』『保険証』が必要です

手術説明日　　　月　　　日
＊手術説明日は、ご家族の方もご一緒にお聞きください
＊夕方おそくなる事があります　ご了承ください

麻酔科受診日　　　月　　　日　　　時
手術日　　　月　　　日
手術日はご家族の来院をお願いいたします

★手術に伴い　中止する薬がある方
（　　　　　　　　）を（　／　）から内服中止
（　　　　　　　　）を（　／　）から内服中止
（　　　　　　　　）を（　／　）から内服中止
中止薬以外の内服薬がある方は、飲んでお越しください

手術に必要な物
・T字帯5号あるいはワンタッチT字帯
・バスタオル1枚
・術後体を拭きます　タオル2枚
・術後診察時に膝の傷がみえるよう短パン、あるいは裾の広いズボン
・リハビリに適した服装　履物

（注意事項）
お薬手帳と入院日数分のお薬を持参してください
必要物品は売店（当院のコンビニエンスストア）にてそろえることも可能です
入院書類一式は入院時に持参してください
指輪・マニキュア・ネイルアートは除き、爪は短く切っておいてください
整形外科外来への御問い合わせは平日（祝日を除く）午後12時30分〜15時までの間にご連絡ください
症状の悪化がある場合や痛みが強くお困りの場合は、整形外科外来へご連絡ください

お問い合わせ先
広島市北部医療センター安佐市民病院　整形外科外来　電話：082-815-5211

Topic 2　病院食ってどんなのが出るの？

入院から退院まで栄養士が食事の栄養サポートをします

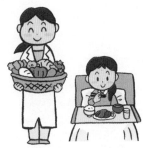

身体の状態にあった形態や栄養を満たす献立だけでなく
行事食なども取り入れています。

入院前	⇨	入院時	⇨	入院中	⇨	退院前
食物アレルギー・歯の状態・嚥下状態など情報入手。必要時術前での栄養相談を行います。		入院時、一人ひとりの栄養評価や食事の内容などの確認をしています。		治療によって食べられない時や、栄養状態が改善しない場合、訪問し食べやすい食事に変更します。		退院後も食事に注意が必要な場合、栄養相談を行います。

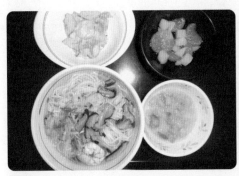

常食

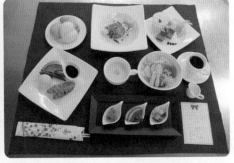

産科お祝い膳

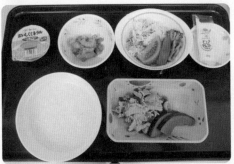

減塩食　全粥

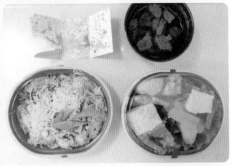

お花見膳

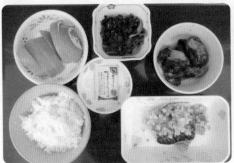

エネルギーコントロール食

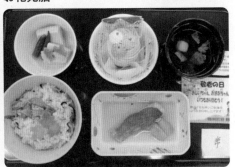

敬老の日

どんな人が入院するの？

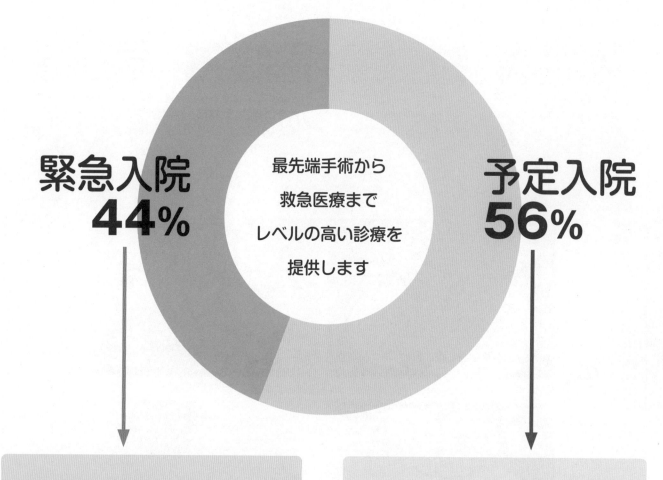

緊急入院
44%

最先端手術から
救急医療まで
レベルの高い診療を
提供します

予定入院
56%

血管がつまった
心筋梗塞　脳梗塞　など

出血した
脳出血　消化管出血　大動脈瘤破裂
など

熱が出た、動けない
各種感染症　交通外傷　など

がん
食道がん　　子宮がん　　肝臓がん
胃がん　　　膀胱がん　　乳がん
大腸がん　　膵臓がん　　前立腺がん
皮膚がん　　胆管がん　　腎がん
　　　　　　　　　　　　　　など

整形外科疾患
脊椎脊髄手術　膝関節損傷　など

の技術

当院が誇る、全国レベルの手術や治療

整形外科
首・腰の手術

| 全国 第5位 (2022年) | 西日本 第1位 (2022年) |

消化器内科

大腸がん治療（ESD）
- 全国 第8位 (2021年)
- 西日本 第1位 (2021年)

胃がん治療（ESD）
- 全国 第13位 (2021年)
- 西日本 第3位 (2021年)

泌尿器科
膀胱がん手術

| 全国 第12位 (2021年) | 中四国 第2位 (2021年) |

その他の広島県内症例数ランキング (DPC 全国統計 - 病院情報局)

消化器外科
- 胃がん手術 第3位
- 直腸がん手術 第2位

整形外科
- 頸椎の手術 第1位
- 腰椎の手術 第1位
- 膝の手術 第3位

呼吸器外科
- 肺がん手術 第4位

脳神経外科
- 脳血管内手術 第3位

循環器内科
- 狭心症 第3位

心臓血管外科
- 解離性大動脈瘤 第2位

数字でみる安佐市民病院

1 救急患者数
【2022年度】※　約**12,900**人（1日あたり 35人／日）

2 救急車搬送件数
【2022年度】※　約**7,500**台（1日あたり 20台／日）

広島市の北部はもちろん、島根県を含む北側から多くの救急患者を受け入れています。
新病院では"地域救命救急センター"を開設、また"屋上ヘリポート"も併設しましたので、ドクターヘリの
受け入れも可能となりました。今後も地域のニーズに沿った体制を構築していきます。

3 手術件数
【2022年度】※　約**12,100**件（内、ロボット支援手術 310件）

新病院では手術室を増設し、がん手術に対応するロボットを2台、高齢者整形外科疾患に対応するために脊椎・膝
のロボットを2台、脳卒中・心筋梗塞・大動脈解離に対応するためカテーテル治療室を4室、早期がんに対応するた
め内視鏡センターを8室に拡張し、今まで以上に高度急性期に求められる疾患・手術、低侵襲なロボット支援手術に
対応していきます。

4 患者紹介率
【2022年度】　**89.0**%

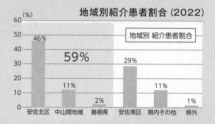

地域別紹介患者割合（2022）

当院は「地域医療支援病院」に指定されており、地域の医療機関と密に連携をとりながら、
高度な医療を提供しています。「北部医療センター安佐市民病院」の名前のとおり、紹介
の多くが広島県北西部をはじめ、島根県を含む北部よりご紹介いただいています。

5 平均在院日数
【2022年度】　**8.0**日

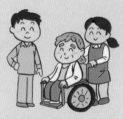

1人あたりの入院日数を表します。DPC制度下では、疾患毎に「入院期間Ⅰ・Ⅱ・Ⅲ超」が定められていま
す。一般的に"入院期間Ⅱ"が全国平均とされており、平均を超えて入院が超過した「Ⅲ・Ⅲ超」を『Ⅱ超』
として指標化しています。当院の『Ⅱ超率』は20%を切ることもあり、今後も地域の医療機関との連携を
強化し"地域完結型"の医療を目指していきます。

6 1日あたりの外来患者数
【2022年度】※　**723**人／日　【2021年度】**739**人／日

高度急性期機能を進めるうえで「入院」に注力することも必要
ですが、患者さん一人ひとりのご負担を考慮しながら、外来で
行える手術・治療等は積極的に「外来化」も進めていきます。

7 職員数
【2023年1月1日現在】　**1,235**人

内訳：医師－171人、看護師・助産師－627人、
医療技術職－159人、…

職員に占める女性の割合は76%と一般的な業種に比べ
て高いです。基本方針の一つであり「支えるべき人をささ
える職員を応援し支援する病院」を目指し、女性の働く
環境の整備にも努めています。

8 新入院患者数
【2022年度】※　約**14,600**人　【2021年度】**14,004**人

コロナ禍が始まった2020年度には患者数が減りましたが、
2021・2022年度には少しずつ回復してきました。

9 がん登録件数
【2021年度】　**2,388**人

当院は「地域がん診療連携拠点病院」に指定されてお
り、急性期病院の機能としてがん登録も積極的に行っ
ています。

※年間数は2022年4月～12月のデータからの予測数です

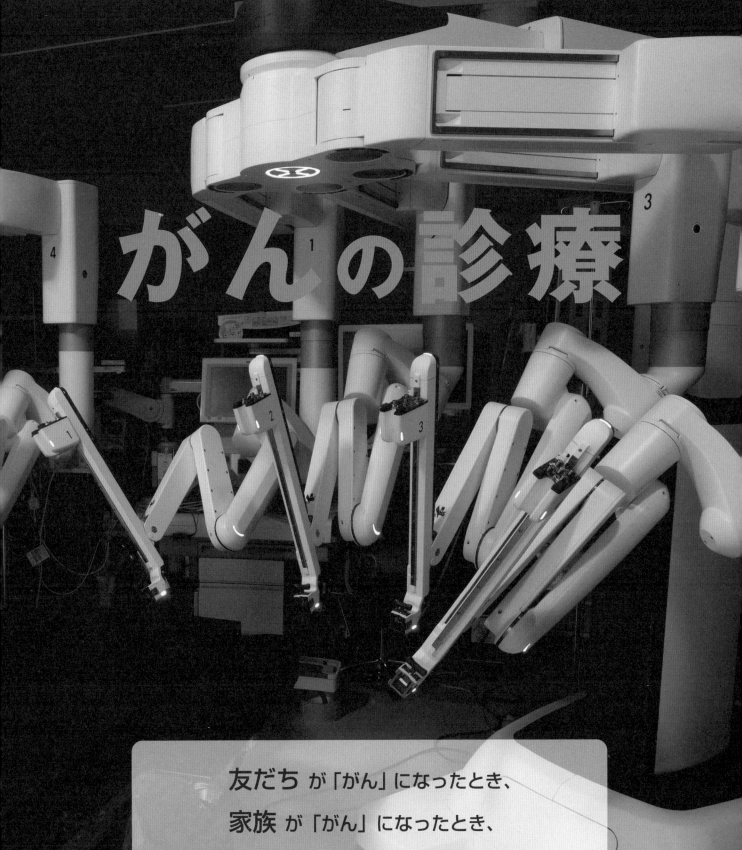

がんの診療

友だち が「がん」になったとき、
家族 が「がん」になったとき、
あなた が「がん」になったとき、
頼りになれる安佐市民病院であり続けます。

手術は必要なし！至極の内視鏡治療

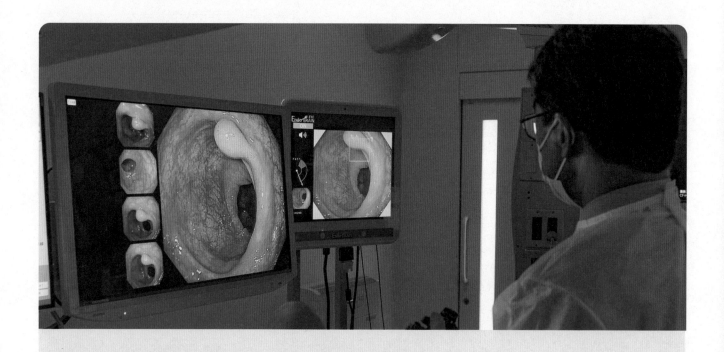

お腹を切らずに「がん」が治るESDとは？

1 病変のまわりに目印をつけます
（マーキング）

2 安全に切除するため病変の下に
液体を注入します

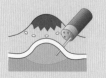

3 病変の周囲をナイフで切ってい
きます（周囲切開）

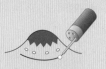

4 病変をナイフではぎ取っていき
ます（粘膜下層剥離）

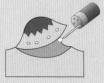

5 切除完了

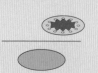

たとえ「がん」であっても早期がんであれば、95％以上が完治するとされています。
内視鏡を使った「お腹を切らない」治療は日々進歩しており、当院の高度な技術と豊富な経験をもって、患者さんに安全と安心をお届けします。

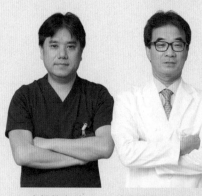

内視鏡内科
主任部長
ふくもと あきら
福本 晃

消化器内科 副院長・
消化器内科 主任部長
なが た しんじ
永田 信二

1

高度な技術

内視鏡治療

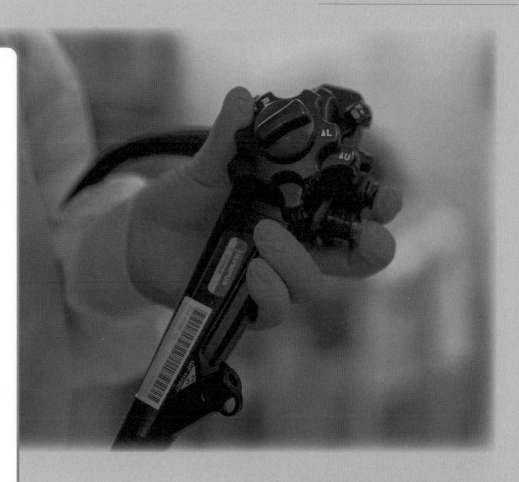

日本でも有数の設備の内視鏡センター

それぞれ最新の内視鏡器機が完備され、日々進歩する最先端のがんの診断・治療に対応できるようにしています。
クオリティーの高い内視鏡検査と内視鏡治療を提供します。

咽頭、食道、胃、十二指腸、大腸の全消化管にできた早期がんの内視鏡治療を行っています。
高い技術と豊富な経験で、安全な治療を心がけています。

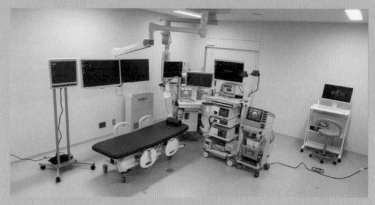

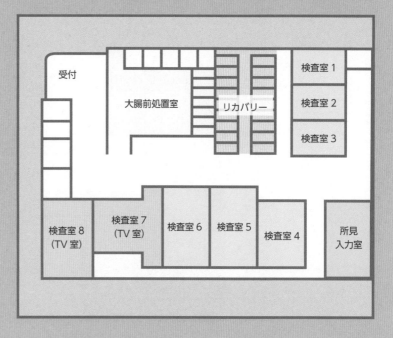

受付

大腸前処置室

リカバリー

検査室1

検査室2

検査室3

検査室8
(TV室)

検査室7
(TV室)

検査室6

検査室5

検査室4

所見
入力室

食道がん（内視鏡治療）

しょくどうがん

どんな人に多い？

食道がんの発生する要因は、飲酒と喫煙です。特に、アルコールを飲むと顔が赤くなる人は要注意です。そのほかに運動不足や、熱いものや辛いものをよく食べる、野菜や果物をあまり食べないといった食習慣なども、食道がんの発生に影響していると考えられています。

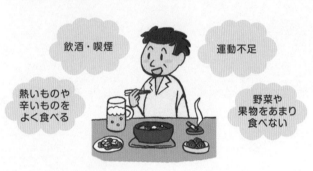

飲酒・喫煙

運動不足

熱いものや
辛いものを
よく食べる

野菜や
果物をあまり
食べない

こんな症状に要注意！

食道がんが進行すると、飲食時の胸の違和感、飲食物がつかえる感じ、体重減少、胸や背中の痛み、咳、声のかすれなどの症状が出ますが、初期には自覚症状がないことがほとんどです。
検診や人間ドックの際の内視鏡検査で早期発見しましょう！

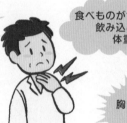

胸の違和感・
チクチク痛む、
熱いものがしみる

食べものがつかえる感じ、
飲み込みにくい、
体重減少

咳が出る、
声がかすれる

胸や背中の
痛み

食道がんのステージとは？

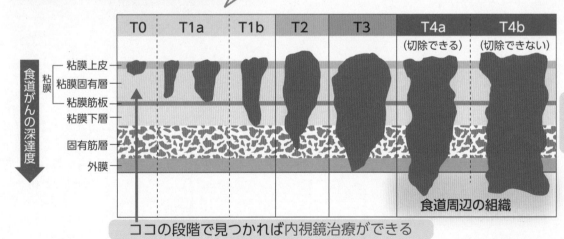

	T0	T1a	T1b	T2	T3	T4a （切除できる）	T4b （切除できない）

食道がんの深達度

粘膜上皮
粘膜固有層 ｝粘膜
粘膜筋板
粘膜下層
固有筋層
外膜

進行すると
深くなる

食道周辺の組織

ココの段階で見つかれば内視鏡治療ができる

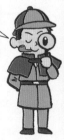

どこに「ガン」
があるか
分かるかな？

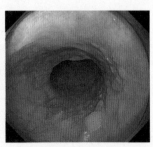

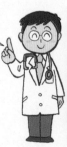

内視鏡が発達し
早期に
見つかるものが
増えてます

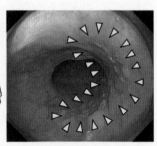

■食道がんの内視鏡治療

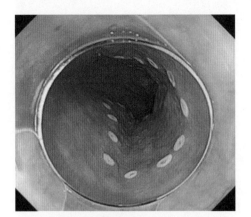

がんの部分を切除するために目印をつけ
ているところ

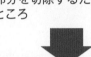

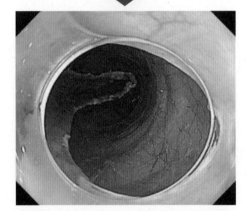

内視鏡治療により、がんは完全に切除さ
れた

早期がんをESD（内視鏡的
粘膜下層剥離術：32ページ参照）
で完全に切除できる割合 ▶ **99%**

5年無再発生存率（再発
せずに5年間生きられる
割合） ▶ **99%**

"食道がん"と聞くと、ドキっとします。ただし、もしそれがご
く早期の段階で見つかったとしたら、内視鏡治療で完全に取り除
くことができ、再発もほと
んどありません。
がんができることは良いこ
とではありませんが、もし
それが内視鏡治療のできる
段階で見つかったとしたら
（早期発見できたなら）、そ
れは間違いなく良いことで
しょう。

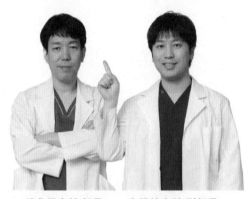

消化器内科 部長
あおやま たいき
青山 大輝

内視鏡内科 副部長
しぎた けんじろう
鴫田 賢次郎

治療の流れ（食道ESD）

1日目（治療前日）	治療前日に入院、21時以降は絶飲食です。
2日目（治療当日）	内視鏡センターで治療、治療後は絶食です。
3日目（術後1日目）	腹部診察、血液検査、胃カメラ（傷口チェック）
4日目	食事開始（流動食）、胃薬内服
5日目	食事（3分粥）
6日目	食事（全粥）
7日目（術後5日目）	食事（常食）、退院

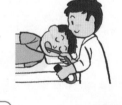

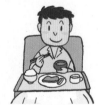

早期胃がん

そうきいがん

胃がんの原因は？

胃がんの原因として最も大きなものはヘリコバクター・ピロリ菌（ピロリ菌）です。
子どもの頃に感染したピロリ菌はゆっくりゆっくり胃粘膜にダメージを与え、萎縮性胃炎という慢性胃炎の状態になり、そこからがんが発生することが多いです。
そのほかには、喫煙や高塩分食品の摂取などがありますが、ピロリ菌がいるかいないのかがとても重要になります。

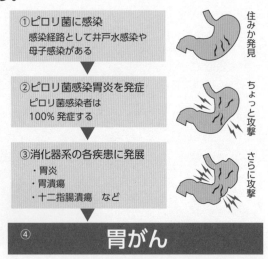

①ピロリ菌に感染
感染経路として井戸水感染や母子感染がある

住みか発見

②ピロリ菌感染胃炎を発症
ピロリ菌感染者は100%発症する

ちょっと攻撃

③消化器系の各疾患に発展
・胃炎
・胃潰瘍
・十二指腸潰瘍　など

さらに攻撃

④ 胃がん

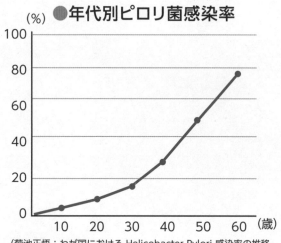

●年代別ピロリ菌感染率

(%)

（菊池正悟：わが国における Helicobacter Pylori 感染率の推移とその影響 Helicobacter Research 19：439-444 より引用）

若い世代ではピロリ菌の感染率はとても減っていますが、ピロリ菌の除菌は早ければ早いほど胃がんを予防できます！ぜひ早めの検査を受けてください！

内視鏡治療適応となる早期胃がん

がんが胃粘膜の深くまで達していないもの（表面だけけずり取れる）
がんが胃の外まで飛んでいないもの（転移していないもの）

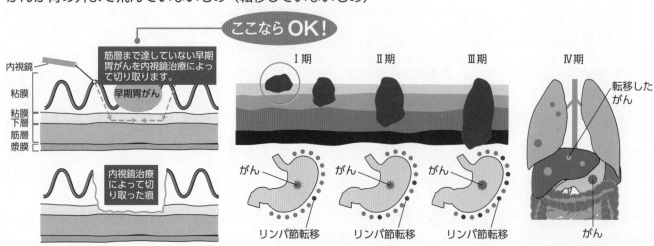

ここなら OK!

内視鏡

筋層まで達していない早期胃がんを内視鏡治療によって切り取ります。

早期胃がん

粘膜
粘膜下層
筋層
漿膜

内視鏡治療によって切り取った痕

Ⅰ期　Ⅱ期　Ⅲ期　Ⅳ期

転移したがん

がん　がん　がん　がん

リンパ節転移　リンパ節転移　リンパ節転移

■胃ESDの治療成績

早期がんをESDで切除できた割合	**99.2%**
組織学的にも完全に切除されていた割合	**94.2%**
治療時間（平均値）	**60分**
偶発症	出血 **2.5%** 穿孔 **0.5%**

（2003年から2022年の期間に行った胃ESD 2698例の集計）

質問コーナー

Q 治療のときに（切るときに）痛みはありますか？

A 切るときに痛みはありません。また、治療中は麻酔をかけた状態で行います。

Q 術後は痛みはありますか？

A 外科手術と違い、胃の表面だけを切除するのでほとんどの人は術後の痛みはありません。

Q 何歳まで治療ができますか？

A 体の負担が比較的小さい手術なので、特に年齢制限はありません。ただし、高齢になるほど予測できないリスクが潜んでいるので、治療のメリットとデメリットを考えて提案するように心がけています。

治療の流れ（胃ESD）

1日目（治療前日）	治療前日に入院、21時以降は絶飲食です。
2日目（治療当日）	内視鏡センターで治療、治療後は絶食です。
3日目（術後1日目）	腹部診察、血液検査、胃カメラ（傷口チェック）
4日目（術後2日目）	食事開始（流動食）、胃薬内服
5日目	食事（5分粥）
6日目	食事（全粥）
7日目（術後5日目）	食事（常食）、退院

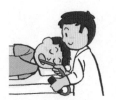
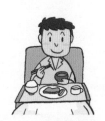
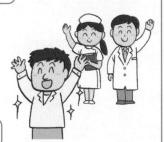

治療後の食事（易消化食）

消化吸収が良く刺激の少ない食事です

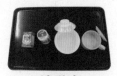
流動食

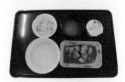
5分粥

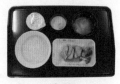
全粥

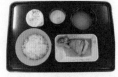
常食

早期大腸がん

そうき
だいちょうがん

大腸がんの罹患率と死亡数

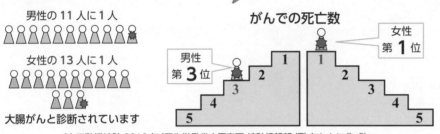

男性の 11 人に 1 人

女性の 13 人に 1 人

大腸がんと診断されています

がんでの死亡数

男性
第3位

女性
第1位

（人口動態統計 2018 年〈厚生労働省大臣官房 統計情報部 編〉をもとに作成）

男性はおよそ 11 人に 1 人、女性はおよそ 13 人に 1 人が、一生のうちに大腸がんと診断されており、がんの死亡数は女性で第 1 位、男性で第 3 位となっています。

大腸がんは予防できる数少ないがんの1つです！

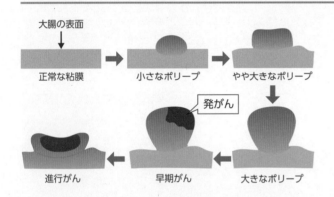

大腸の表面

正常な粘膜 → 小さなポリープ → やや大きなポリープ

発がん

進行がん ← 早期がん ← 大きなポリープ

生命にかかわる進行大腸がんになるまでには、小さなポリープから早期がんの時期があります。つまりその段階で発見し、切除することができれば大腸がんになることを予防することができるわけです。

早期大腸がんの内視鏡治療

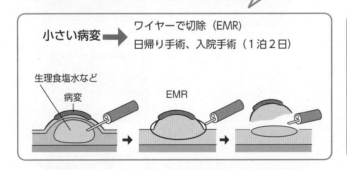

小さい病変 → ワイヤーで切除（EMR）
日帰り手術、入院手術（1泊2日）

生理食塩水など
病変

EMR

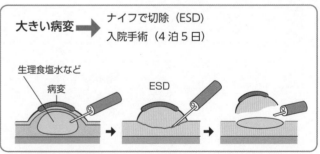

大きい病変 → ナイフで切除（ESD）
入院手術（4泊5日）

生理食塩水など
病変

ESD

全国トップクラスの内視鏡治療（大腸 ESD）

順位	病院名	所在地	2020年 ESD	2019年 ESD	がん	内視鏡治療数（累積含む）	がん
1	NTT東日本関東病院	東京	356	366	134	2258	317
2	がん研有明病院	東京	352	329	174	3299	276
3	順天堂大学順天堂医院	東京	301	252	82	1946	137
4	埼玉医科大学国際医療センター	埼玉	253	300	189	962	301
5	横浜市立大学市民総合医療センター	神奈川	253	290	222	1169	499
6	東京大学病院	東京	205	204	124	1681	345
7	昭和大学横浜市北部病院	神奈川	183	195	133	2222	202
8	大森赤十字病院	東京	178	158	126	1320	204
9	広島大学病院	広島	171	212	145	1125	411
10	広島市立安佐市民病院	広島	170	213	105	1205	256

全国ランキング　大腸がん内視鏡治療データ

当院では年間 160 〜 200 件程度の大腸 ESD を行っており、**全国上位**の症例数です。
他の病院で難しいと言われた症例に対しても ESD で切除できるものがありますので、ぜひご相談ください。

（出典：週刊朝日ムック『手術数でわかるいい病院 2022』、2022 年、朝日新聞出版）

こんな病変でも一度ご相談ください！

 大きい病変

 難しい場所にできている

 できるだけ手術したくない

早期がんの中には、大きくても内視鏡治療だけで完治するものもあります。
当院では、難易度の高い病変もできるだけ内視鏡切除できるように心がけています。

特に……

早期直腸がん

は、人工肛門になるリスクもあり、治療方針の選択はとても重要です。一度ご相談ください！

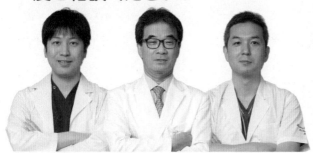

内視鏡内科
副部長
鴫田 賢次郎
（しぎた けんじろう）

副院長
消化器内科 主任部長
永田 信二
（ながた しんじ）

消化器内科
部長
朝山 直樹
（あさやま なおき）

まんが 直腸がんと言われたら

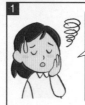

1　お父さんがこの前大腸カメラを受けて、直腸に"悪いできもの"が、できてたらしいの。"がん"かしらね……

2　しかも、手術になるかもしれないって言われたらしくて手術を受けたら人工肛門とかになるのかしら……

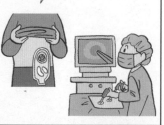

3　まだ分からないよ！　病変が大きくても内視鏡治療で根治できるものもあるらしいし、

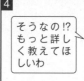 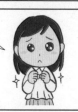

最近は「肛門機能を温存する治療」が研究されているらしいよ！

4　そうなの!?　もっと詳しく教えてほしいわ

治療の流れ（大腸ESD）

1日目（治療当日）	入院後、腸管洗浄剤を内服します。午後から内視鏡センターで治療、治療後は絶食です。
2日目（術後1日目）	腹部診察、血液検査
3日目（術後2日目）	食事開始（5分粥）
4日目	食事（全粥）
5日目（術後4日目）	食事（常食）、退院

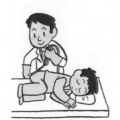
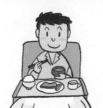
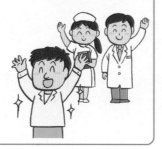

治療後の食事（易消化食）

消化吸収が良く刺激の少ない食事です

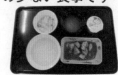
5分粥

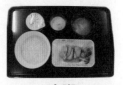
全粥

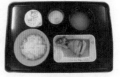
常食

ロボットが実現する高度で精密な腹腔鏡手術

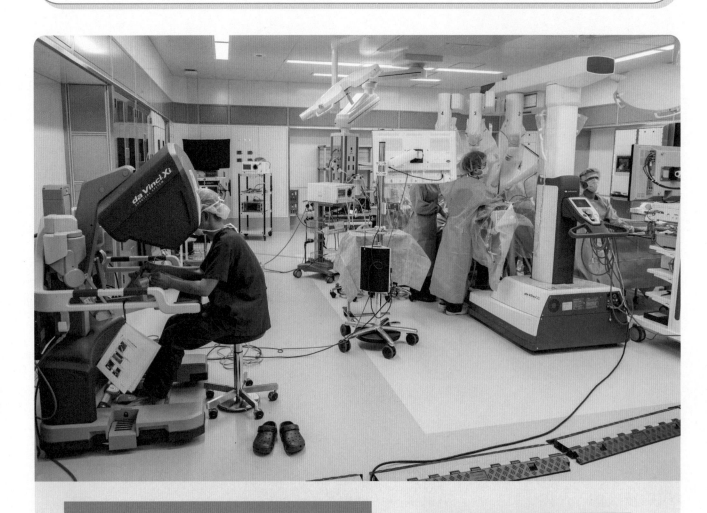

ロボット支援手術は何がすごいの？！

POINT
アーム先端の鉗子

POINT
実際の手の動きが、ロボットアームの鉗子に反映される

運動

狭い空間を拡大して立体的に映すことができる

POINT
3D画像

体内を映す3Dカメラ

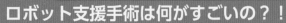
離れた場所で外科医が操作

POINT

ロボットアームによる手術

・多関節を持ち、人間の手のような自由な動きが可能
・実際の手の動きよりも繊細な手術操作が可能

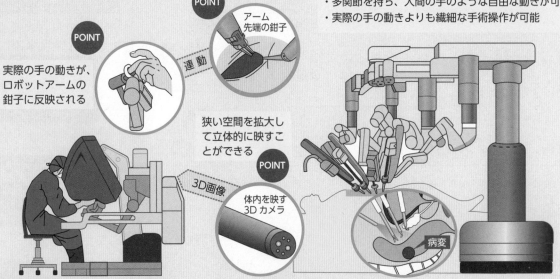

病変

患者さんの負担が軽減
ロボットアームが入るだけの小さい切開で良いため、身体の負担が小さく、回復が早くなる

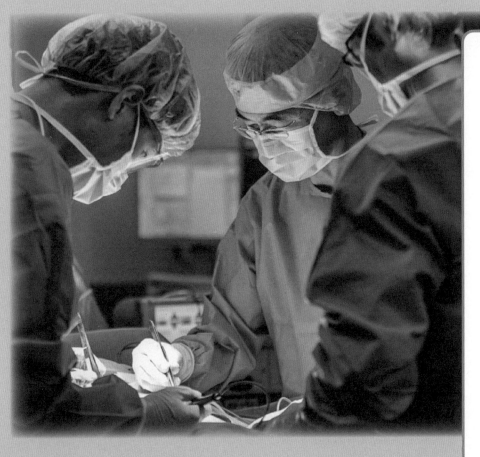

2

低侵襲を追求した
最先端の外科手術
［ロボット支援手術］

患者さんにとって大切なこと。
それは、がんを完全に取り除く手術ではなく、
手術の後に安心して過ごすことができるようにすること。
そのために私たちは体の負担の小さい手術を追い求め続けます。

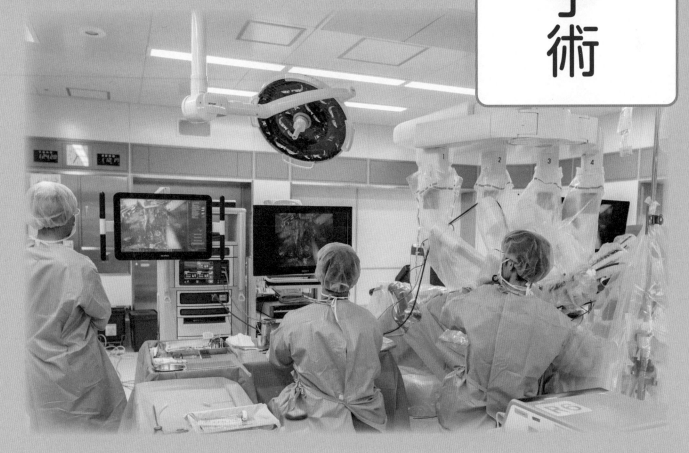

41

胃がん（外科治療）

いがん

体の負担の小さな手術を目指して

外科治療は「がんを取り除く」治療としては、最強で最大の治療法です。

胃の中にできたがん（原発巣）を切除することだけではなく、胃のまわりの組織（とくにリンパ節という、がんが転移して広がっていくときに重要な組織）も含めて切除します。

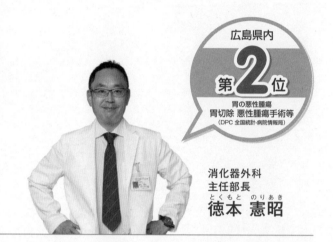

広島県内
第2位
胃の悪性腫瘍
胃切除 悪性腫瘍手術等
（DPC 全国統計-病院情報局）

消化器外科
主任部長
とくもと　のりあき
徳本 憲昭

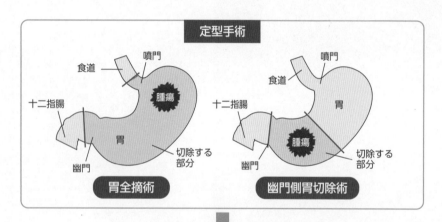

定型手術

食道　噴門　腫瘍　胃　十二指腸　幽門　切除する部分
胃全摘術

食道　噴門　胃　十二指腸　腫瘍　幽門　切除する部分
幽門側胃切除術

非定型手術（縮小手術）

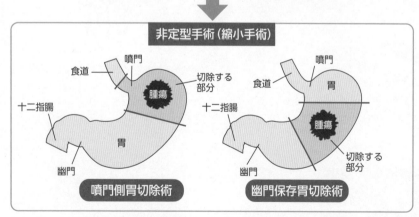

食道　噴門　腫瘍　切除する部分　十二指腸　胃　幽門
噴門側胃切除術

食道　噴門　胃　十二指腸　腫瘍　幽門　切除する部分
幽門保存胃切除術

標準的な手術法としては、胃の出口側 2/3 を切除する手術（幽門側胃切除）や胃を全部切除する手術（胃全摘術）があります。

しかし、定型手術では術後に栄養障害が起こることも少なくありません。

そこで、術後の栄養状態を維持するため、切除する範囲を縮小した手術を、がんのできた場所やがんの進行度により選択しています。

当院は以前から、がんをきちんと切除しつつ、体にやさしい機能温存手術を積極的に取り入れています。

■ロボット支援手術がもたらす真の低侵襲手術

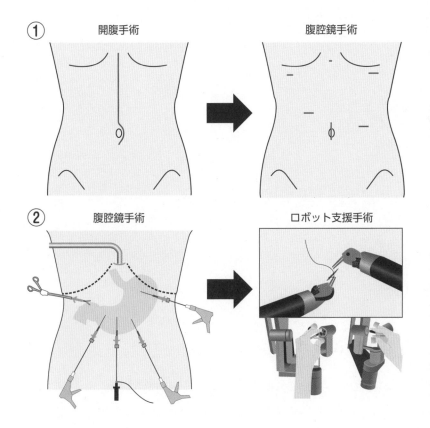

①開腹手術 → 腹腔鏡手術

傷口が小さくなった

術後の痛み軽減
体の負担が小さくなる

②腹腔鏡手術 → ロボット支援手術

狭い空間でも繊細で精密な手術ができるようになった

術後合併症が軽減
体の負担がさらに小さくなる

近年、腹腔鏡手術やロボット支援手術の適応となる胃がんが増えてきています。しかし、ロボット支援手術は、機械が高額であること、術者になる資格認定が厳しいことから、行うことのできる医療機関が限られています。当院は広島大学病院に次いで、県内で2番目にロボット支援胃がん手術を導入し、県内でも有数の症例数を誇っています。

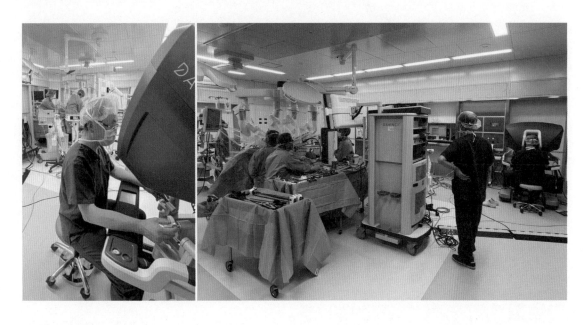

2022年5月新病院へ移転し、ロボットは1台から2台へ増え、ロボット支援胃がん手術の術者も2人在籍しています。手術までお待たせすることなく、最良の手術を、より多くの患者さんに提供しています。

食道がん（外科治療）

食道がんに対する外科的治療

一般的に手術の対象となる食道がんは I 期〜III 期です。手術の最大の目的は、がんを含めた食道と、転移を起こしやすいリンパ節を一緒に取り除くことです。

首にある食道を残して、食道のほぼすべてを切除することになります（食道亜全摘術といいます）。食道の代わりに胃を細くして首まで持ち上げて、残った食道とつなぎます。

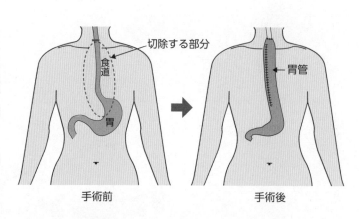

切除する部分
食道
胃

胃管

手術前　　　　　手術後

体の負担の小さな手術を目指して

食道がんの手術は体への負担が大きいため、手術後の生活の質が落ちないように、基本的には小さな傷でがんを切除できる「胸腔鏡下手術（きょうくうきょうかしゅじゅつ）」を行っています。胸腔鏡下手術は、肉眼より細かく見える最先端の画像を見ながら行いますので、従来の手術より正確にリンパ節の切除ができることもメリットの1つです。

手術後は、約1週間目に食事を開始し、17日目の退院を予定しています。

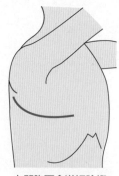

右開胸下食道切除術

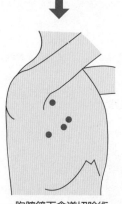

胸腔鏡下食道切除術

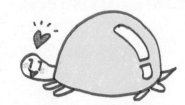

傷が小さくなったのは
いいことだね

当院は

食道外科専門医が3人在籍

する広島県内でも有数の施設です。

患者さん一人ひとりに最適な治療を提供します。

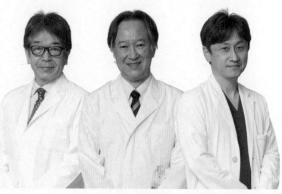

副院長
向田 秀則
（むかいだ ひでのり）

診療統括部
統括部長補佐
檜原 淳
（ひはら じゅん）

消化器外科
部長
青木 義朗
（あおき よしろう）

がん
診療編

大腸がん（外科治療）

だいちょう
がん

直腸がんの手術と人工肛門

大腸の手術の中でも、特に直腸がんは肛門に近く、手術後の排便障害と密接に関係しています。

近年、直腸がんの手術で人工肛門にならずにすむ治療法についての研究が進んでおり、当院では、患者さん一人ひとりのがんの進行度を詳しく評価し、できるだけ肛門を残す手術を心がけ、手術後の生活も考えた治療を提案するようにしています。

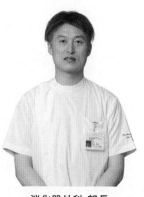

消化器外科 部長
あだち　ともひろ
安達 智洋

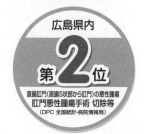

広島県内
第2位
直腸肛門（直腸S状部から肛門）の悪性腫瘍
肛門悪性腫瘍手術 切除等
（DPC 全国統計-病院情報局）

肛門近くにできた直腸がん

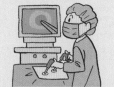

手術すると人工肛門の可能性

肛門機能を温存する取り組み

標準治療と
最先端技術
の融合

最先端の
臨床研究治療
の導入

注目

ロボット
支援下手術

より精密な手術で
肛門を残す手術へ

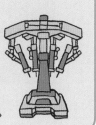

注目

次世代の治療
への取り組み

手術

手術なしの
最新治療

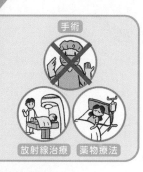

放射線治療　薬物療法

県内トップレベルの
大腸がん手術数

当院における大腸がん手術数は県内トップクラスです。また、最先端の手術支援ロボットを導入し、より精密に機能を温存する手術を行っています。

究極の低侵襲治療は
手術なしの治療？

がんを手術で完全に取り除くことが一番ですが、最近の研究では、手術前に放射線治療や薬物療法を組み合わせる（集学的治療）ことによって、がんがなくなったり、手術の時期を遅らせることができるといわれています。

前立腺がん

ぜんりつせん
がん

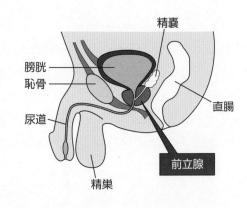

前立腺のしくみとがんの発生

前立腺がんは、前立腺組織ががん化することで発生します。50 歳代後半から急速に増え始め70歳代の年齢層で多く発生しています。食生活の欧米化や社会の高齢化に伴い、他のがんに比べて今後も増加が予想されています。

最新の画像技術による前立腺がんの診断

当院では、前立腺の MRI 画像と前立腺生検時の超音波画像を融合させ、狙った場所を極めて高い精度で組織採取ができる最先端の診断技術 MRI-超音波融合画像ガイド下前立腺生検を他施設に先駆けて導入しています。

前立腺生検（確定診断のための検査）

組織を採取し、がん細胞の有無やその悪性度などを調べる

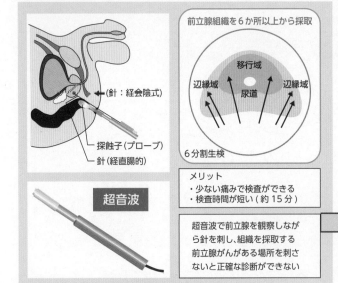

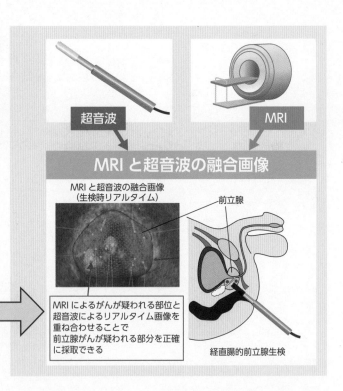

車の運転で例えると……

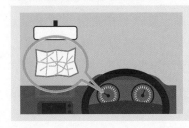

地図を頭に入れて運転する

目的地に正しく到着する　**難**

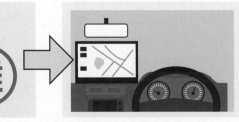

カーナビ入力で正確に運転する

目的地に正しく到着する　**易**

前立腺がんと「PSA」

早期発見には前立腺がんの血液マーカーである前立腺特異抗原（PSA）を測定し、高値であれば確定診断のための経直腸的前立腺生検を行います。

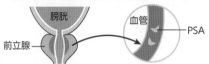

PSA:Prostate Specific Antigen

PSA（前立腺特異抗原）

▼

前立腺から出されるたんぱく質
（前立腺がんを見つけるための腫瘍マーカー）

膀胱

血管

PSA

前立腺

最先端ロボット支援手術

お腹に小さな穴をあけてロボットを操作して手術を行いますが、極めて安定した精密な手術が可能であり、従来の開腹手術では不可能な手術操作が確実に行えるため、非常に精度の高い手術手技が可能です。
当科ではロボット支援手術の豊富な経験をもち、合併症を最小限にすることから術後早期（7日目）の退院を実現しています。
現在、前立腺がんに対し年間約100件のロボット支援手術を行っています。これまでに手術中の出血に対する輸血症例や開腹手術などへの術式変更はなく、極めて安定した治療成績を国内・海外に向けて広く発信し、高い評価を得ています。

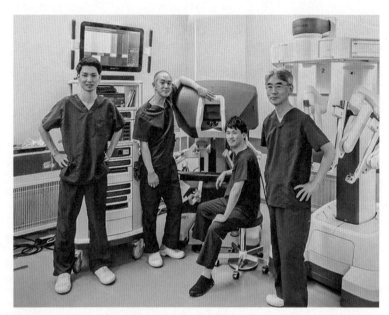

泌尿器・前立腺・腎臓・副腎外科（左から）

医師	部長	医師	主任部長
畑山 智哉 はたやま ともや	郷力 昭宏 ごうりき あきひろ	藤山 健太 ふじやま けんた	三田 耕司 みた こうじ

治療の流れ（前立腺全摘術）

手術2日前	入院後、麻酔科の診察や手術の説明があります。
手術当日	手術後はおしっこの管を入れたまま、出血がないか注意していきます。手術当日は絶食です。
術後1日目	診察、血液検査、昼から食事開始です。
術後5日目	出血がないことを確認し、おしっこの管をはずします。
術後7日目	退院

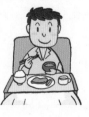

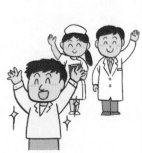

肺 が ん（外科治療）

肺がんに対する外科治療

肺がんに対する治療は外科的切除、化学療法、放射線治療があり、病変の部位や性状、進行度そして患者さんの全身状態に応じて組み合わせて行います。
病変部を切除し、物理的に腫瘍（しゅよう）を取り除くことが手術の基本で、がん細胞を取り

残さないように切除することが大原則となります。臓器を問わず、がんは一般的に周囲への浸潤（しんじゅん）（がんがまわりに広がっていくこと）と血流やリンパの流れに乗って離れた臓器に転移するため、病変部だけではなく、がんが流れ出る経路も含めて切除する必要があります。

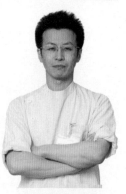

呼吸器外科 部長
花木 英明
（はなき ひであき）

広島県内
第**4**位
肺の悪性腫瘍
手術あり
（DPC 全国統計・病院情報局）

昔よりも 手術の傷が小さくなった！

従来の手術では胸の横側を大きく切り開くことが必要でしたが、胸腔鏡（きょうくうきょう）というカメラを用いた手術がスタートしたことにより皮膚の傷が小さく、筋肉の切る部位を最小限として肋骨も切らないため、手術後の痛みが少なく、運動機能も低下しにくく、呼吸機能低下などを防ぐことができます。

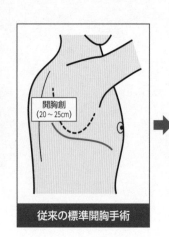

開胸創
（20～25cm）

従来の標準開胸手術

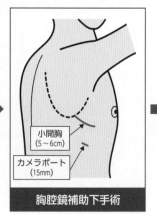

小開胸
（5～6cm）

カメラポート
（15mm）

胸腔鏡補助下手術

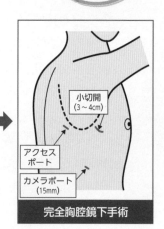

小切開
（3～4cm）

アクセス
ポート

カメラポート
（15mm）

完全胸腔鏡下手術

昔よりも 切る範囲が小さくなった！

最近の研究で、早期の肺がんの場合、がんを含んだ肺の一部のみを切除する手術法の有用性が報告されています。
切除する範囲が小さくなる時代になってきています。

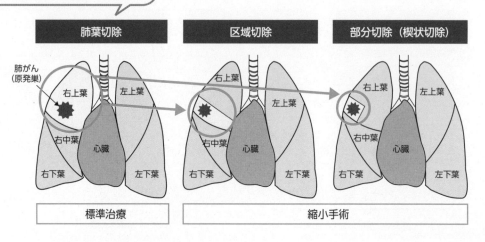

肺葉切除	区域切除	部分切除（楔状切除）

肺がん
（原発巣）

右上葉　左上葉　右中葉　心臓　右下葉　左下葉

標準治療	縮小手術

3 切らないがん治療

今時って
切らずに
がんが
治るらしいよ

放射線治療

ほうしゃせん
ちりょう

放射線ってなんでがんに効くの？

放射線治療は、がんだけにダメージを与えることができます。
がんは修復機能が壊れた細胞なので、放射線で傷をつけると
死んでしまいますが、一方で正常な細胞は、自身の回復機能
で放射線による傷を修復することが可能です。

放射線照射装置
"リニアック"

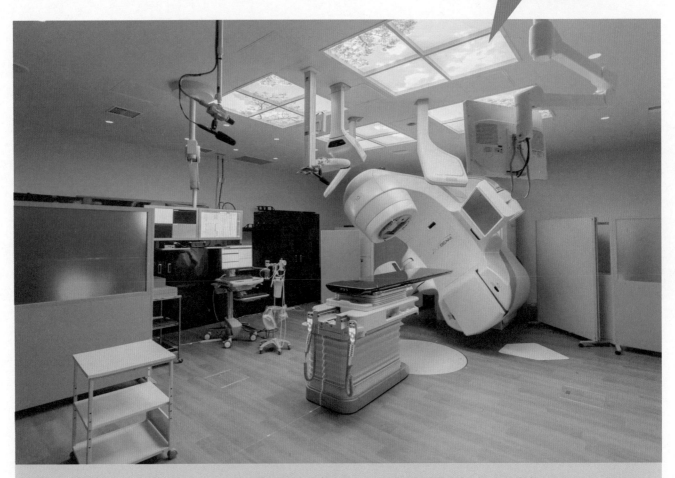

放射線治療では、いろいろな方向から放射線を照射することで
がんに対して放射線を集中させることができ、放射線に敏感な組
織にはなるべく当てないような治療計画が行われます。

質の高い治療を
提供するために……

毎日精度管理を入念に行っています。

放射線治療のメリットって？

- ### 体を切らずにがんが治療できる
  体への負担が小さいので高齢の方でも安心して受けられます。

- ### 正常な臓器や機能を温存できる
  乳がんや子宮頸がんなどでも乳房や子宮を温存した治療が可能です。

- ### 手術で切除不能な場所も治療できることがある
  手術ではどうしても切除できない場所でも放射線治療であれば、がんの種類によっては治療可能な場合があります。

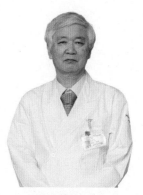

放射線治療科
主任部長
桐生 浩司

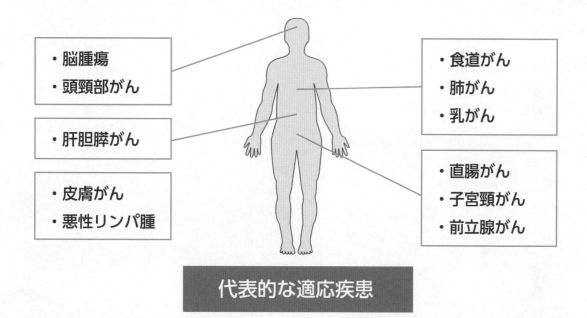

- 脳腫瘍
- 頭頸部がん

- 肝胆膵がん

- 皮膚がん
- 悪性リンパ腫

- 食道がん
- 肺がん
- 乳がん

- 直腸がん
- 子宮頸がん
- 前立腺がん

代表的な適応疾患

1日の治療の流れ
放射線治療は効率良くがんのみにダメージを与えるため、基本的には平日毎日同じ時間に行います。

来院	通院治療センター専用の駐車場から病院に入ってすぐにあるので楽々。
準備	必要に応じて着替えや排尿などの準備を行います。
治療	治療の方法によって変わりますが、大体一度の治療は5分程度です。
診察	治療に関することや身体のことで不安なことがあれば教えてください。

帰宅

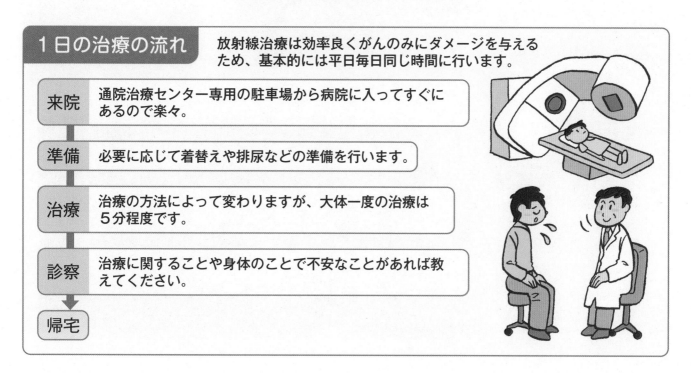

がん
診療編

がんの薬物療法

やくぶつ
りょうほう

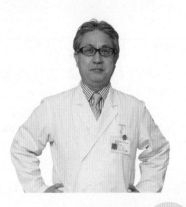

抗がん剤ってどう選ぶの？

がんの種類や進行度によって、使用される抗がん剤が決まります。

"がん遺伝子"を調べて、患者さん一人ひとりに適した抗がん剤が選択されることもあります。

腫瘍内科
主任部長
きたぐち そういち
北口 聡一

治療の流れ

薬物療法の約7割は
外来での治療です

医師の診察

治療当日の体調や検査結果などが
問題なければ→抗がん剤の投与OK

薬剤師外来

薬剤師が抗がん剤について説明。副作用のチェックも行い、対策を考えます。
抗がん剤が飲み薬の場合には、院外の保険薬局とも連携して治療をサポート

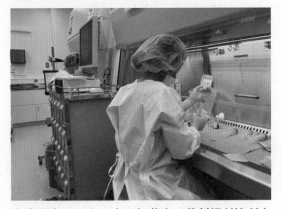

通院治療センター内の無菌室で薬剤師が抗がん剤を準備

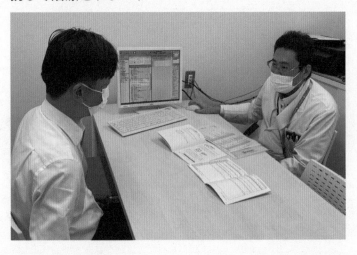

治療

リクライニングシートまたはベッドでリラックスして点滴開始

通院治療センターにはがん治療専門の医師、薬剤師、看護師が常駐し、患者さんと一緒にチームで治療を行います

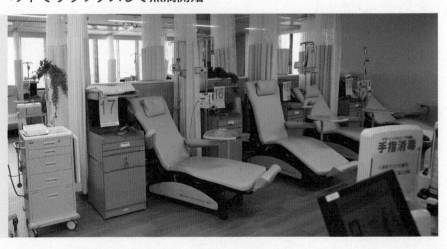

Topic **3**

ゲノム＝遺伝子

がんゲノム医療って何???

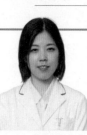

がんゲノム診療科
部長
山北　伊知子
（やまきた　いちこ）

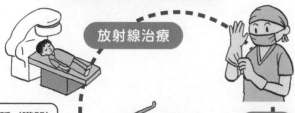

標準治療　　　　　　　　　がんゲノム医療

放射線治療　　　　　　薬物療法

手術

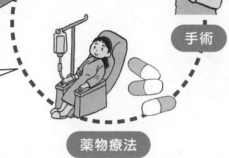 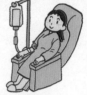

がん種（臓器）ごとに承認された抗がん剤を用いた治療が中心（臨床試験で効果が示されている治療）

薬物療法

がん遺伝子パネル検査
結果に基づいた薬物療法

 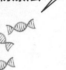

遺伝子情報に基づくがんの個別化治療

がん遺伝子パネル検査

たくさん（100種類以上）のがん遺伝子を一度に調べ、一人ひとりに最も適した抗がん剤の情報を提供

がんゲノム医療が受けられるのは、広島県北西部では北部医療センターだけ!!

採取した臓器から調べます

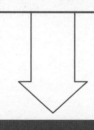

抗がん剤

遺伝子から『がん』に効く薬がわかる

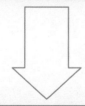

他の条件と照らし合わせると……

一人ひとりに合った抗がん剤の提供が可能となる

※保険診療でのがん遺伝子パネル検査は、標準治療がない希少がんあるいは標準治療終了または終了見込の固形がんに限定されており、今の時点ではすべてのがん患者さんに保険が適用されるわけではありません。
　さらに、がん遺伝子パネル検査の結果から実際に個別化医療を受けることができるのは1割程度であり、そのほとんどが治験薬であるのが現状です。

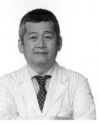

整形外科手術を支える最新技術

整形外科・
顕微鏡脊椎脊髄センター
主任部長
藤原 靖
（ふじわら　やすし）

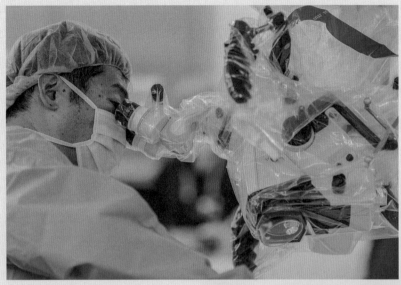

顕微鏡

手術中に術野を広く見るために顕微鏡を使用しています。この顕微鏡にはAR機能という顕微鏡の視野内にいろいろな情報を立体的に表示する機能があり、手術をしながら必要な情報の確認ができます。また、ナビゲーション機能により、事前に撮影したCT画像などから腫瘍などの位置を視野に重ねて表示することができ、腫瘍の場所をより正確に把握することが可能です。

人工膝関節手術支援ロボット

人工膝関節を入れる際に、膝の骨やドリルなどの三次元的な位置関係をカメラによって認識させることで、高精度な人工膝関節を挿入することが可能です。
1mm、1度以下の精度で手技が行えるため、より安全に手術を行うことができ、術後のリハビリや社会復帰がスムーズになることが期待されています。

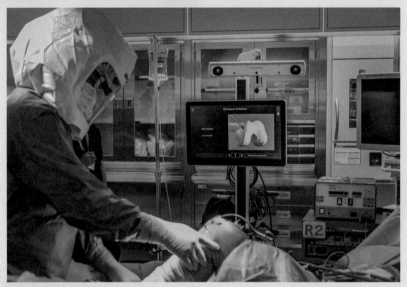

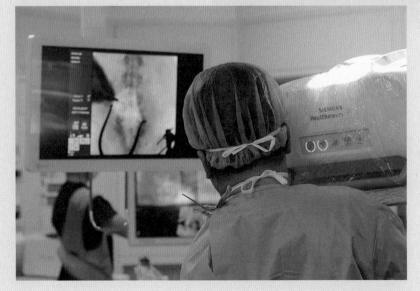

術中CT撮影装置

術中に透視撮影（レントゲンによるビデオ）ができる施設は多いですが、当院では術中にCTを撮影できる装置が導入されています。
二次元的な透視と比べて三次元的に腫瘍や人工物の位置を確認できるため、より精度の高い手術を行うことが可能です。

私たちの整形外科

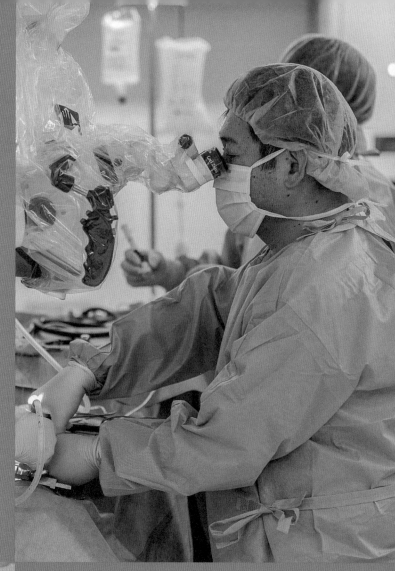

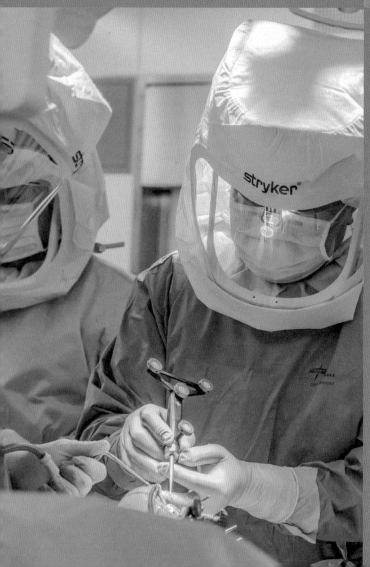

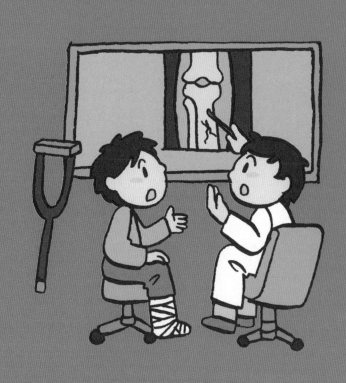

頸 椎 症

けいついしょう

頸椎症の症状と治療

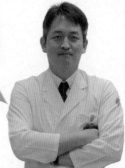

広島県内
第**1**位
脊柱管狭窄（脊椎症を含む）頸部
椎弓形成術等
（DPC 全国統計・病院情報局）

整形外科・顕微鏡脊椎
脊髄センター 部長
古高 慎司
（こたか　しんじ）

● 首や肩の痛み
● 腕や手の痺れ（しび）

→ 頸椎症かも…

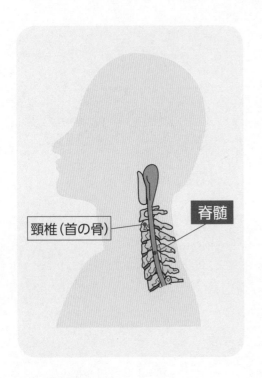

頸椎（首の骨）　脊髄

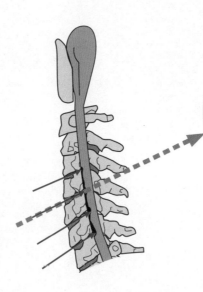

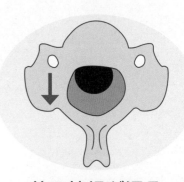

首の神経が通る
穴が狭くなって
圧迫されることで
症状が出ている

EBL　頸椎の後ろ側を切り開いて、隙間を自分の骨や人工骨で埋めることでスペースを確保する

穴を広げて
圧を逃がす

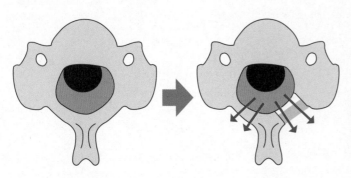

これまでは大きく骨を切り取っていましたが、首の強度が不安定となるため金属による後方固定が必要となっていました。
後方固定によって首の可動域が制限されていましたが、EBL（片開き式椎弓形成術）は後方固定が必要ないので、手術の後も首の可動域に影響しないことが大きなメリットです。

整形外科・顕微鏡脊椎
脊髄センター 部長
おおた りょう
大田 亮

整形
外科編

腰椎ヘルニア・脊柱管狭窄症

ようつい
へるにあ
せきちゅうかん
きょうさくしょう

腰椎ヘルニア・脊柱管狭窄症の症状と治療

● 腰の痛み
● お尻～脚の痺れ（しびれ）

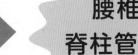

腰椎ヘルニア
脊柱管狭窄症かも…

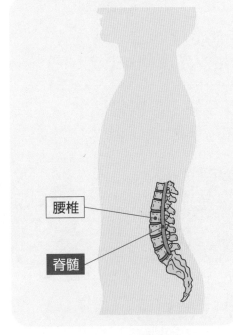

腰椎

脊髄

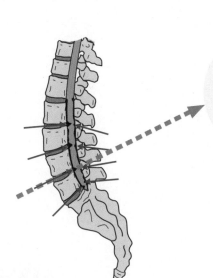

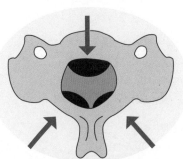

腰の神経が通る
穴が狭くなって
圧迫されることで
症状が出ている

広島県内
第1位
脊柱管狭窄(脊椎症を含む)腰部骨盤、不安定椎
その他の手術あり
（DPC 全国統計-病院情報局）

SCD

穴を広げて
圧を逃がす

**ヘルニア
除去術**

ヘルニアを
取り除く

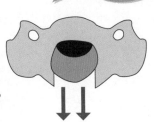

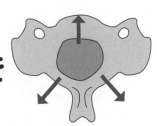

骨の一部を取り除いて圧を逃したり（SCD：半全周性後方除圧術）、ヘルニアを取り除いたり（ヘルニア除去術）して穴を広くします。

当院で行う SCD は、これまでの椎弓除去術（ついきゅうじょきょじゅつ）よりも骨を取り除く部分が小さいので骨の安定性が良く、傷口も小さくすみます。

変形性膝関節症

整形
外科編

へんけいせい
ひざかんせつ
しょう

変形性膝関節症の症状と治療

- 膝が痛い
- 正座やあぐらがつらい
- 膝が曲げ伸ばししにくい

➡ **変形性膝関節症かも…**

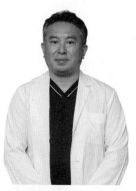

整形外科 部長
リハビリテーション科 主任部長
西森 誠
(にしもり まこと)

膝関節には軟骨があり、
クッションの役割をしている

すり減った軟骨は
元には戻らない…

広島県内
第**3**位
膝関節症（変形性を含む）
人工関節再置換術等
（DPC 全国統計・病院情報局）

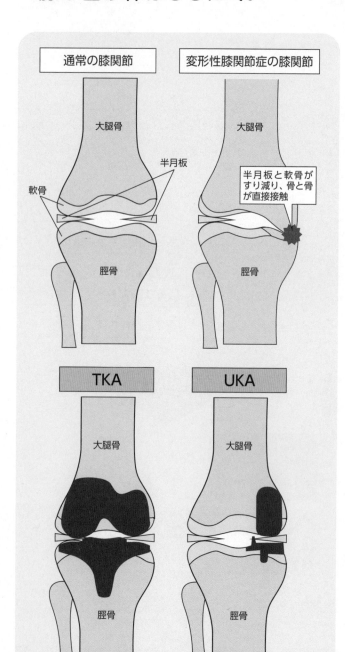

通常の膝関節	変形性膝関節症の膝関節
大腿骨	大腿骨
半月板	半月板と軟骨がすり減り、骨と骨が直接接触
軟骨	
脛骨	脛骨

TKA	UKA
大腿骨	大腿骨
脛骨	脛骨

TKA（人工膝関節全置換術）
（じんこうひざかんせつぜんちかんじゅつ）
膝関節全体を金属に置き換える

UKA（人工膝関節単顆置換術）
（じんこうひざかんせつたんかちかんじゅつ）
膝関節の一部を金属に置き換える
膝への負担が小さい

予防しよう!! 変形性膝関節症

- 太ももの前側の筋肉を鍛える
- 正座を避ける
- 肥満であれば減量する

"イザ"というとき、病院や先生は選べない

なぜなら… ▶ P65

広島県北西部地域はもれなく北部医療センターが第一選択

広島市や廿日市市、もっと遠方でも
気づいたら北部医療センターに運ばれているかも

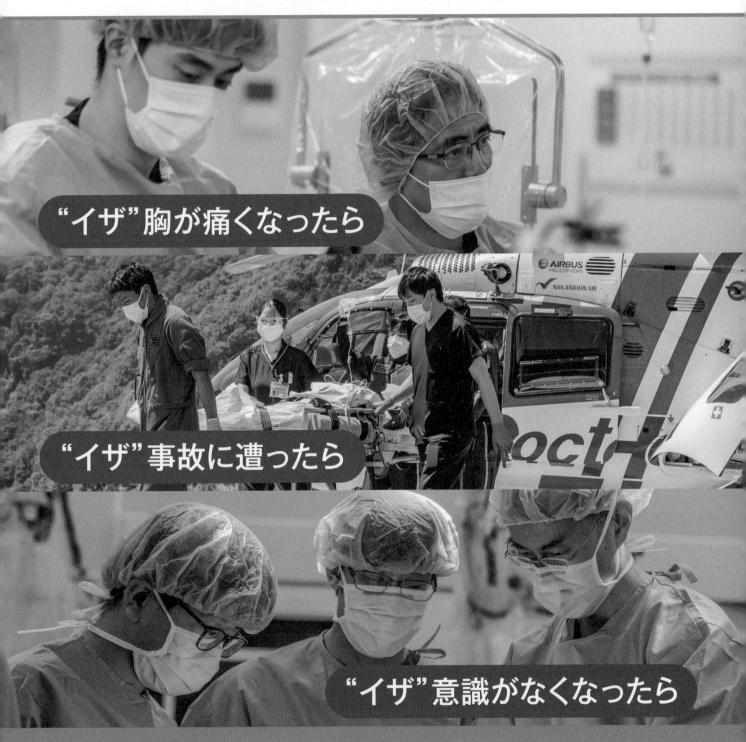

"イザ"胸が痛くなったら

"イザ"事故に遭ったら

"イザ"意識がなくなったら

だからこそちゃんと知っておきたい

"イザ"の時の北部医療センター

「北の砦」救命救急センター

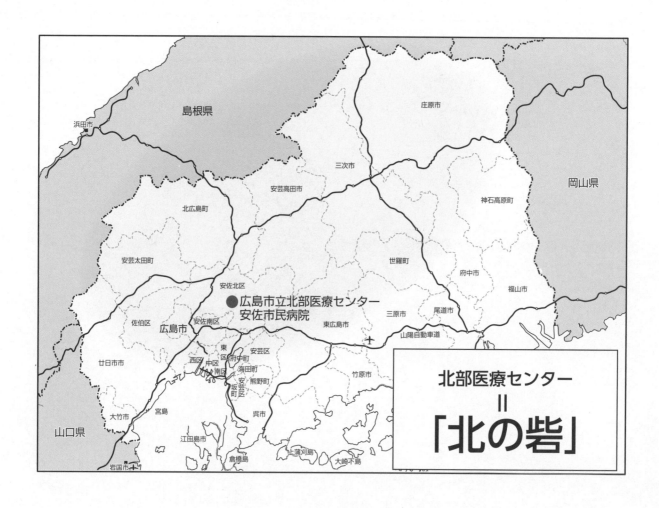

北部医療センター
＝
「北の砦」

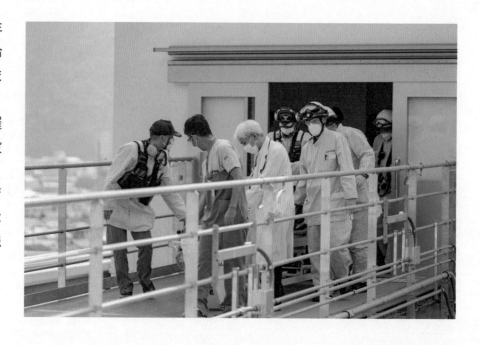

救命救急センターは、2022年5月の開院とともに「地域救命救急センター」として開設しました。

広島県北西部の広い範囲を網羅する **"北の砦"** 病院としての役割を担っています。

「軽症は翌日かかりつけ医」で「重症は三次救急病院」ではなく、軽症から重症までどんな患者さんでも対応します。

こんなにしんどいのにここでは診てくれないの？
「軽症は翌日かかりつけ医で」

誰が判断するの？救急隊？
「重症なら三次救急病院へ」

一刻を争う "イザ" という時に 縦割り医療は不要です。

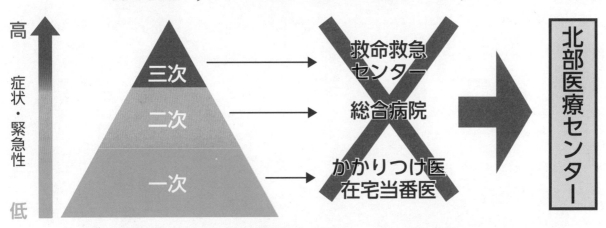

当院では一次救急から三次救急まで
どんな患者さんでも急患として受け入れます。

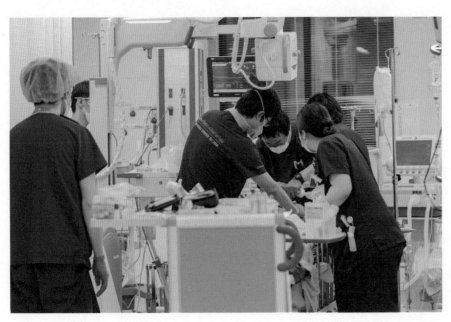

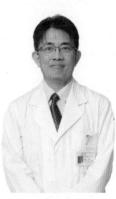

診療統括部
統括部長補佐
救命救急
センター長
加藤 雅也 (かとう まさや)

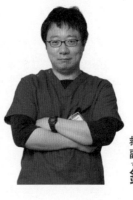

救急科
副部長
鈴木 慶 (すずき けい)

安佐市民病院にもドクヘリが!?

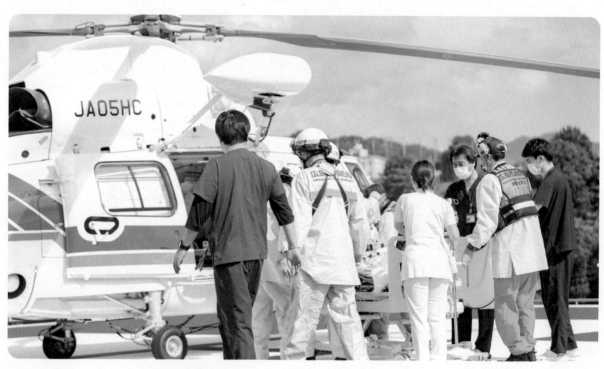

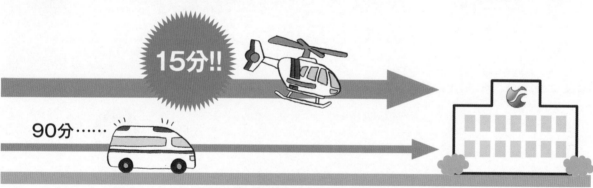

15分!!

90分……

60km

ドクヘリの最大の長所はそのスピードです。

現場から病院まで20km以上離れている場合、救急車などと比較して搬送開始から病院到着までがかなり早くなるので初期診療も早くなり、より良い予後が期待できます。

広島県北西部の基幹病院として広域をカバーするドクターヘリ

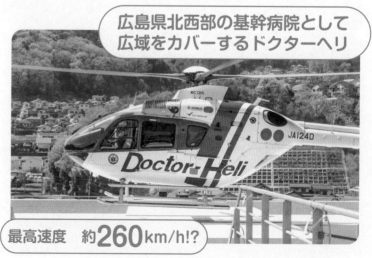

最高速度　約**260**km/h!?

救急編 救命救急センターの実績

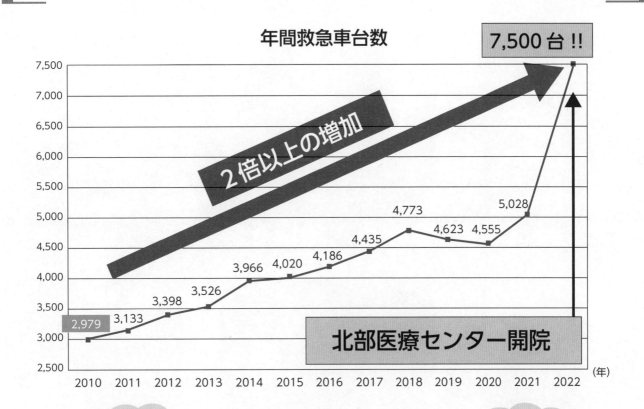

年間救急車台数

7,500 台!!

2倍以上の増加

4,773
4,623 4,555
5,028
4,435
4,186
3,966 4,020
3,526
3,398
3,133
2,979

北部医療センター開院

2010 2011 2012 2013 2014 2015 2016 2017 2018 2019 2020 2021 2022 (年)

高齢化？　　なぜ増えたの？　　田舎に引っ越したのに？

①アクセスが良くなったから

北に移動したけど、可部バイパスなどによってアクセスはむしろ向上しました。
また安佐南区からの距離が劇的に近くなり、上安など安佐南区からの救急車がかなり増えました。

②ドクヘリができて広い範囲から受け入れられるから

「北の砦」である北部医療センターは、ドクターヘリの導入によって広島県の広い範囲や一部島根県からの救急患者受け入れが可能となりました。

③救命救急センターを中心とした病院づくりだから

高度急性期病院として医療センターを名乗るうえで、救命救急センターを中心とした病院設計を行っています。各種検査室や病棟、手術室を救急センター中心で配置することで迅速な診療が可能となり、結果、受け入れ件数が向上しています。

総合診療科とは

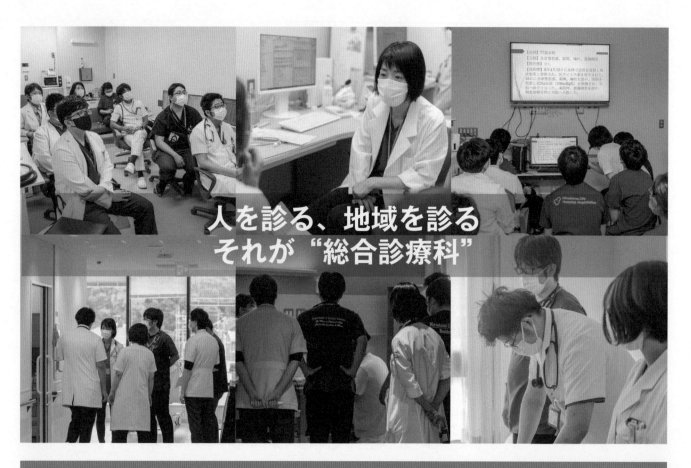

人を診る、地域を診る
それが "総合診療科"

高齢の方に多い多疾患併存の場合に "全身を総合して" 診ます

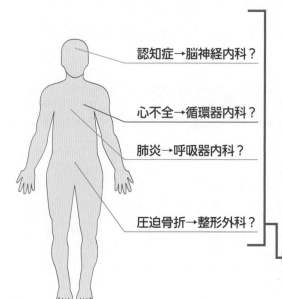

認知症→脳神経内科？

心不全→循環器内科？

肺炎→呼吸器内科？

圧迫骨折→整形外科？

いろんな病気が同時にあったら…

・どこが主診療科？
・各診療科がバラバラで
　各疾患の治療方針を決めていいの？
・検査や薬の兼ね合いはどうするの？

＋かかりつけ医
との連携

＋生活環境

＋社会的背景

＋家族との
関係

いろんな病気が同時にある患者さんや
原因不明な症状のある患者さんを
臓器別ではなく全身で診ていきます

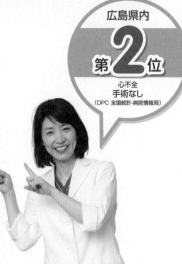

広島県内
第2位
心不全
手術なし
（DPC 全国統計·病院情報局）

総合診療科
主任部長
（はらだ　わかこ）
原田 和歌子

Topic **5**

カテーテル治療室を
4つ整備しています

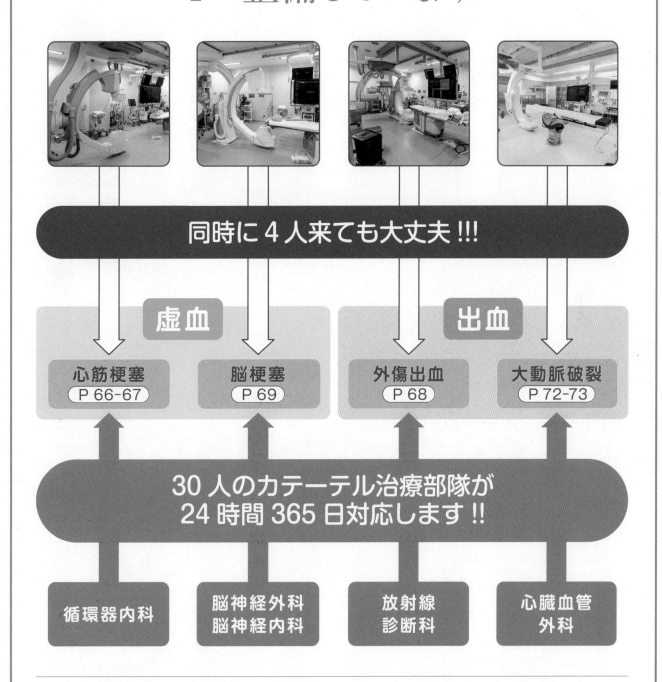

同時に４人来ても大丈夫!!!

虚血		出血	
心筋梗塞 P 66-67	脳梗塞 P 69	外傷出血 P 68	大動脈破裂 P 72-73

30人のカテーテル治療部隊が
24時間365日対応します!!

循環器内科	脳神経外科 脳神経内科	放射線 診断科	心臓血管 外科

[虚血って?] ← 一刻も早く輪ゴムを解くことが重要!!

Time is Life.

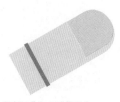

指を輪ゴムで縛ると…

30分後 →

指先が紫色になる(虚血)

6時間後 →

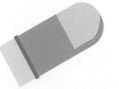

指先が黒くなる(壊死)

心筋梗塞・狭心症

しんきんこうそく
きょうしんしょう

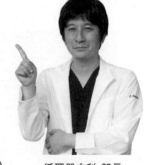

循環器内科 部長
國田 英司
（くにた えいじ）

よく聞く心筋梗塞・狭心症って何？

心臓を栄養する血管が細くなってしまうことで起こる病気です。

Asagle

🔍 胸が痛い　突然

📈 動悸がする

📈 運動したら息が切れる

📈 心臓　病気

📈 動脈硬化とは

📈 胸の痛み　冷や汗

少しでも思い当たる
ところがあったら…

要注意

特に
- 高血圧
- 肥満
- 喫煙
- 糖尿病
- 高コレステロール血症

などの方は……

心臓を栄養する血管（冠動脈）が狭くなったり、詰まったりすることで心臓の筋肉に十分血液が供給されなくなったり（狭心症）、血液が途絶えて壊死してしまう（心筋梗塞）病気です。

詰まった先の血液が足りなくなる‼

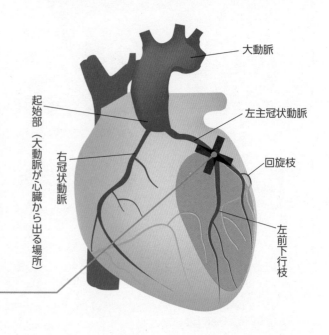

大動脈

左主冠状動脈

回旋枝

左前下行枝

右冠状動脈

起始部（大動脈が心臓から出る場所）

心電図

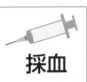 採血

エコー

一般検査

＋

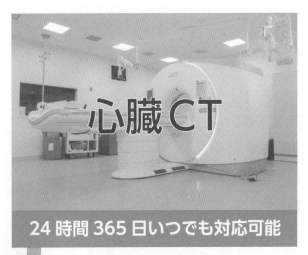

心臓CT

24時間365日いつでも対応可能

広島県内 第**3**位
狭心症、慢性虚血性心疾患
経皮的冠動脈形成術等
（DPC 全国統計・病院情報局）

異常あり

・**外来でできる**！
・検査時間は**約5分**！
・心カテより**安い**！
・体への**負担が小さい**！

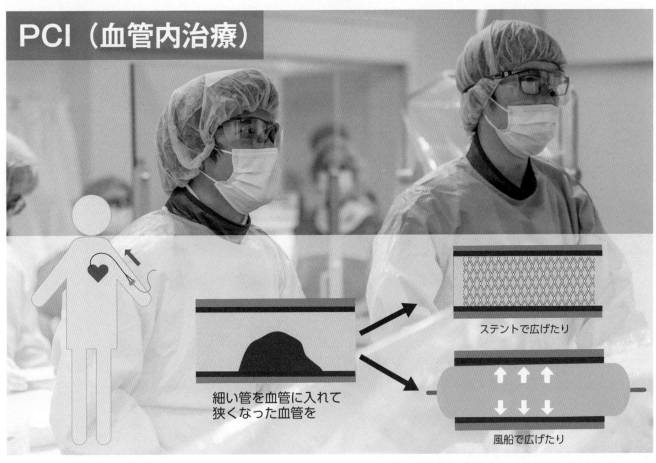

PCI（血管内治療）

細い管を血管に入れて
狭くなった血管を

ステントで広げたり

風船で広げたり

IVR（画像下治療）

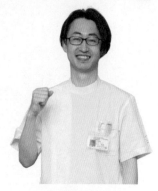

放射線診断科
主任部長
いしかわ まさき
石川 雅基

IVRって何？

血管内に細い管（カテーテル）を入れて、詰まったり破れた所
を修復する方法です。

 交通事故やコケたときに起こるのは
骨折や目に見えるけがだけではないんです!!

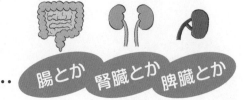

内臓をけがして出血することも……　腸とか　腎臓とか　脾臓とか

内臓の出血を止めるために、血管内へカテーテルを入れて、風船や薬を使っ
て止血します。

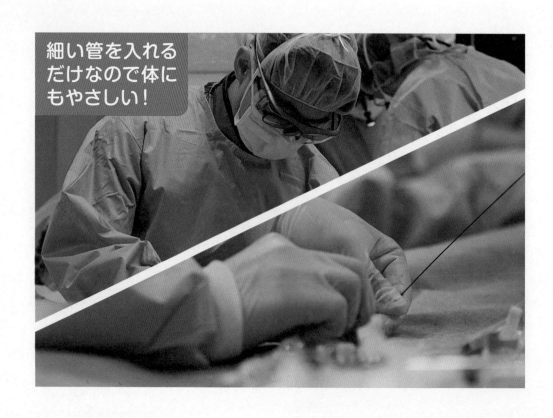

細い管を入れる
だけなので体に
もやさしい！

[救急編] # 脳梗塞と闘う！ | のうこうそく

脳神経内科・脳神経外科・脳血管内治療科

突然、麻痺（まひ）が、言葉が、意識がおかしくなったら？

脳梗塞の治療
- ●血栓溶解療法（点滴で血栓を溶かす！）
- ●脳血管内治療（カテーテルで血栓を回収！）

「おとうさん、なんかおかしいけど、
朝まで待とうやぁ……」

↓

これは絶対ダメです！

急いで急いで〜
救急よ〜

脳の血管が
つまったよ〜

脳はとってもデリケート
血液の流れが滞ると回復不能な
障害になる可能性があります！

世間体より
自分の健康

Time is Brain

時間が大切よ！

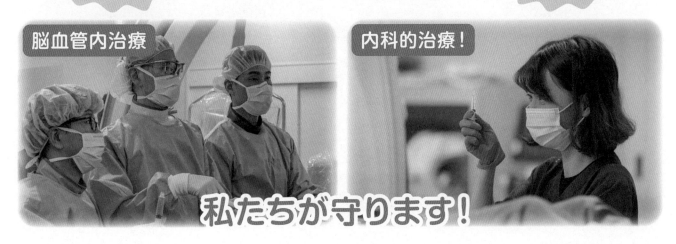

脳血管内治療

内科的治療！

私たちが守ります！

救急編 くも膜下出血と闘う！ （くもまくかしゅっけつ）

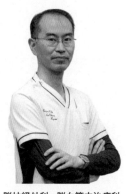

くも膜下出血は大変な病気なんでしょう？

脳動脈瘤治療
（のうどうみゃくりゅう）

- 開頭クリッピング術
  （脳動脈瘤をクリップで止血）
- 脳血管内治療（コイルで塞栓）
  （そくせん）

脳神経外科・脳血管内治療科
主任部長
松重 俊憲
（まつしげ としのり）

私たち（脳神経外科医）が救命救急を担当します！

開頭クリッピング術

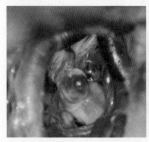
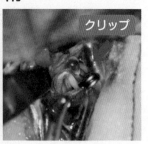

クリップ

脳動脈瘤コイル塞栓術

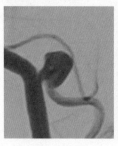
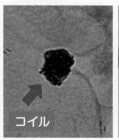
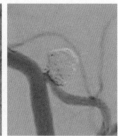

コイル

コラム　～脳卒中にならないために～

広島県内
第3位
未破裂脳動脈瘤
脳血管内手術
（DPC 全国統計-病院情報局）

★脳に障害が発生すると、リハビリテーションも必要となり、社会復帰に大変な労力がかかります。

私たちは、予防的治療で皆さんのチカラになります！！

狭いところは広げる

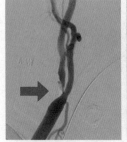
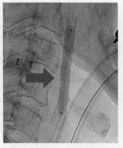
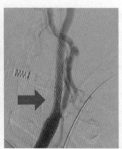

危ないところは処理する

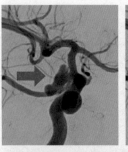
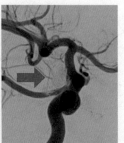

頸動脈狭窄症の治療
（けいどうみゃくきょうさくしょう）

未破裂脳動脈瘤の治療

［救急編］脳血管外科：マイクロの世界

脳神経外科の手術って、どんな手術？

私たちは手術顕微鏡を用います。
ミリメートル単位の微細な脳神経・血管を守る！
美しく、エレガントな手術

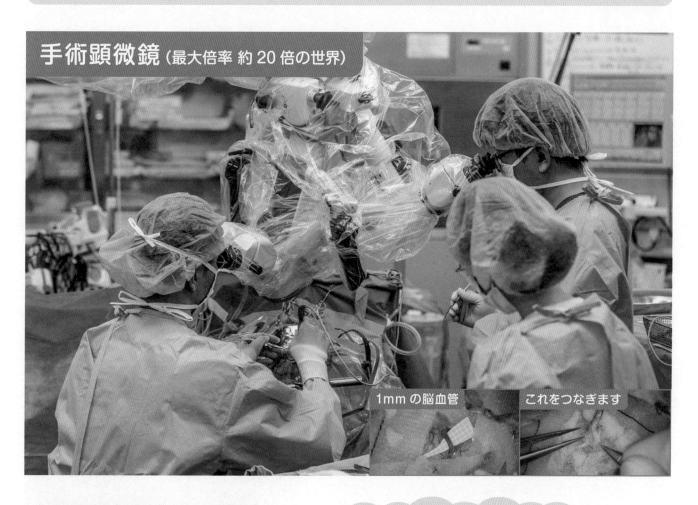

手術顕微鏡（最大倍率 約20倍の世界）

1mmの脳血管　　これをつなぎます

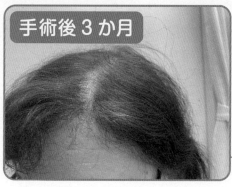

手術後3か月

「えぇ〜!?
本当に頭の手術したの〜？」

傷は目立たないよう
美容的に努めます

大動脈解離

だいどうみゃく
かいり

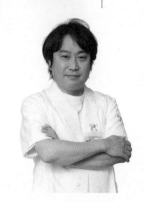

心臓血管外科
主任部長
片山 暁 (かたやま あきら)

ある日突然胸や背中が痛くなったら？

大動脈が拡大する病態を大動脈瘤(だいどうみゃくりゅう)、裂け目ができる病態を大動脈解離といいます。大動脈というのは心臓から出て全身に血液を送る太い血管で場所によって名前が変わります。

大動脈

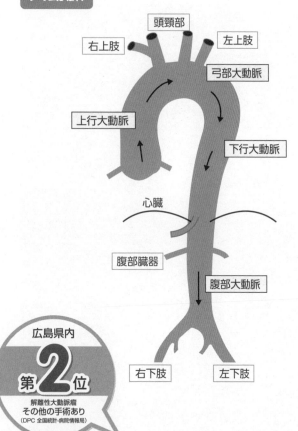

頭頸部

右上肢　　　　左上肢

弓部大動脈

上行大動脈

下行大動脈

心臓

腹部臓器

腹部大動脈

右下肢　　　　左下肢

広島県内
第2位
解離性大動脈瘤
その他の手術あり
（DPC 全国統計-病院情報局）

中膜組織も破壊される

中膜　内膜（内皮）
外膜→　血流

解離腔（偽腔）
血流
（真腔）

丈夫な
外膜

内皮の
破綻部位
（解離の
エントリー）

大動脈壁の
3層構造

大動脈解離
の発生

大動脈の壁の中膜がなんらかの原因で裂けた状態が、大動脈解離です。

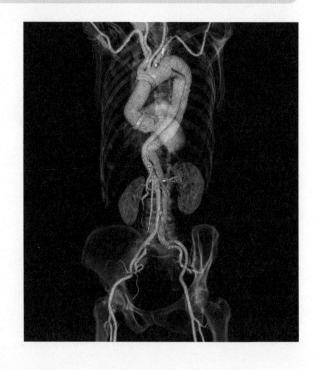

血管が裂けたばかりで血管の壁が薄くなり、きわめて破裂しやすい状態にあります。

手術が必要かどうかなど、素早い判断が必要とされる病態です。

当院ではこのような解離に対して、手術も含めた救急治療を行っています。

大動脈瘤破裂

救急編　　だいどうみゃくりゅうはれつ

突然、胸や腰、お腹が痛くなったら？

大動脈瘤破裂も、**突然死に至ることが多い重大な疾患**です。 多くの場合、大動脈瘤は自覚症状を伴いません。ところが破裂して出血すると、胸部の大動脈の場合は胸や背中に、腹部の大動脈の場合は腰などに強烈な痛みが生じます。

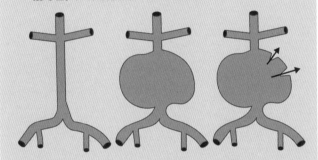

●腹部大動脈瘤破裂

腹部大動脈が知らない間に動脈瘤になり、動脈瘤が知らないうちに拡大して破裂します

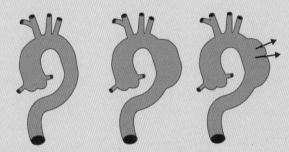

●胸部大動脈瘤破裂

胸部大動脈が知らない間に動脈瘤になり、動脈瘤が知らない間に拡大して破裂します

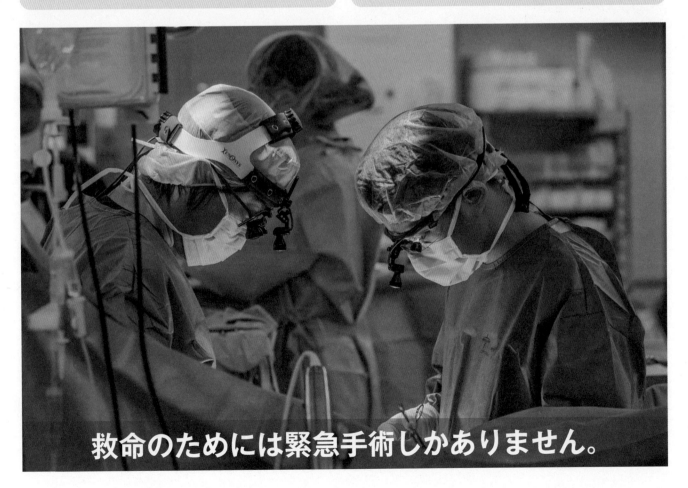

救命のためには緊急手術しかありません。

診療科紹介

QRコードから各科の詳しい情報を見ることができます。

内科

https://www.asa-hosp.city.hiroshima.jp/services/internal-medicine/

総合診療科
https://www.asa-hosp.city.hiroshima.jp/services/general-medicine/
P 64

消化器内科
https://www.asa-hosp.city.hiroshima.jp/services/gastroenterology/
P 32-39

内視鏡内科
https://www.asa-hosp.city.hiroshima.jp/services/endoscope/
P 32-39

脳神経内科
https://www.asa-hosp.city.hiroshima.jp/services/neurology/
P 69

呼吸器内科
https://www.asa-hosp.city.hiroshima.jp/services/respiratory-medicine/
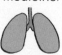

循環器内科
https://www.asa-hosp.city.hiroshima.jp/services/cardiovascular-medicine/
P 66-67

腫瘍内科
https://www.asa-hosp.city.hiroshima.jp/services/medical-oncology/
P 52

がんゲノム診療科
https://www.asa-hosp.city.hiroshima.jp/services/cancer-genome-medicine/
P 53

血液内科
https://www.asa-hosp.city.hiroshima.jp/services/hematology/

内分泌・糖尿病内科
https://www.asa-hosp.city.hiroshima.jp/services/diabetology-endocrinology-metabolism/

精神科

https://www.asa-hosp.city.hiroshima.jp/services/psychiatry/

小児科
https://www.asa-hosp.city.hiroshima.jp/services/pediatrics/

外科

https://www.asa-hosp.city.hiroshima.jp/services/general-surgery/

消化器外科
https://www.asa-hosp.city.hiroshima.jp/services/gastrointestinal-surgery/
P 42-45

肝胆膵外科
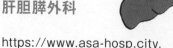
https://www.asa-hosp.city.hiroshima.jp/services/hepatobiliary-pancreatic-surgery/

呼吸器外科
https://www.asa-hosp.city.hiroshima.jp/services/respiratory-surgery/
P 48

乳腺外科 https://www.asa-hosp.city.hiroshima.jp/services/breast-surgery/ 	整形外科・顕微鏡脊椎脊髄センター https://www.asa-hosp.city.hiroshima.jp/services/orthopaedic-surgery/ P 54-58 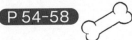	脳神経外科・脳血管内治療科 https://www.asa-hosp.city.hiroshima.jp/services/neurosurgery/ P 69-71
心臓血管外科 https://www.asa-hosp.city.hiroshima.jp/services/cardiovascular-surgery/ P 72-73	皮膚科 https://www.asa-hosp.city.hiroshima.jp/services/dermatology/	泌尿器・前立腺・腎臓・副腎外科 https://www.asa-hosp.city.hiroshima.jp/services/urology/ P 46-47
産婦人科 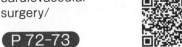 https://www.asa-hosp.city.hiroshima.jp/services/diabetology-endocrinology-metabolism/ 	眼科 https://www.asa-hosp.city.hiroshima.jp/services/gynecology/ 	耳鼻咽喉科・頭頸部外科 https://www.asa-hosp.city.hiroshima.jp/services/ophthalmology/
リハビリテーション科 https://www.asa-hospcity.hiroshima.jp/services/rehabilitation/ 	放射線診断科 https://www.asa-hosp.city.hiroshima.jp/services/radiodiagnosis/ P 68	放射線治療科 https://www.asa-hosp.city.hiroshima.jp/services/radiation-therapy/ P 50-51
緩和ケア内科 https://www.asa-hosp.city.hiroshima.jp/services/palliative-care/ 	麻酔科 https://www.asa-hosp.city.hiroshima.jp/services/anesthesiology/ 	集中治療部 https://www.asa-hosp.city.hiroshima.jp/services/icu/
歯科・口腔外科 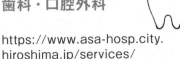 https://www.asa-hosp.city.hiroshima.jp/services/dental/ 	病理診断科 https://www.asa-hosp.city.hiroshima.jp/services/pathology/ 	救急科 https://2www.asa-hosp.city.hiroshima.jp/services/emergency-department/ P 59-63

地域包括ケアシステムとは

「○○さん退院できますよ!」
と先生から言われたものの……

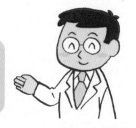

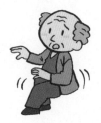 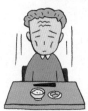 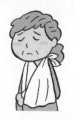 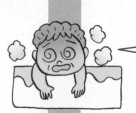

「思うように動けない……」
「体力も落ちて食事がすすまない」
「一人でお風呂に入れない……」

それだけではありません……

制度のこと

仕事や学校

介護サービスを受ける
にはどうしたらいいの?

病気で仕事を
休むことになったら、
収入がなくなって
しまう……

障害のこと

受診のこと

意外とわからないことだらけ……

医療費が
高額になったら
どうしよう?

死ぬまで家で
暮らしたいんじゃが、
寝たきりになっても
大丈夫かのお?

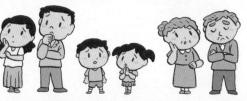

退院後の目標は
「住み慣れた地域で自分らしい暮らしを
人生の最後まで送ること」

そのために、住まい・医療・介護・予防・生活支援を地域が協力して提供するシステムを「地域包括ケアシステム」といいます。当院で治療が終わったあと、患者さん・家族と「どこで、どのような生活を送りたいか」を一緒に考え、Pathway（退院後の道すじ）をもとに療養先の調整や必要な支援を行います。

「安心・安全な暮らし」
を支えるための
環境づくりを行うのが
私達の役目です!!

『医療ソーシャルワーカー（MSW）』
『退院支援調整看護師』▶ P 81

入院したら

Pathwayとは

「人生は旅」手術や治療が終わると
家に帰るための旅がはじまります。
みんなで考える退院後の道すじ
私達はそれを
Pathway（パスウェイ）と呼びます。

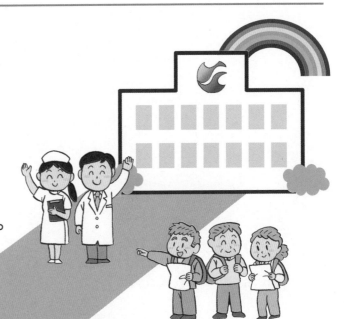

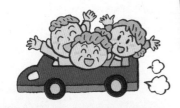

Pathway 0
そのまま家に帰って今まで通りの生活ができる方

Pathway 1
何らかのサポート（介護保険制度・障害制度など）を受けながら家で生活する方

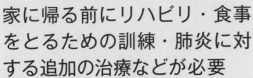

Pathway 2
家に帰る前にリハビリ・食事をとるための訓練・肺炎に対する追加の治療などが必要で、別の医療機関で療養する方

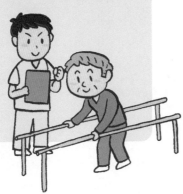

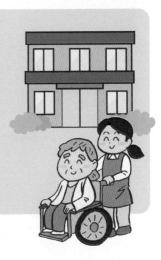

Pathway 3
「今まで暮らしていた家」での生活が難しいため、「新しい家」で生活する方

その人らしい「道すじ」をみんなで

ひとりでできる!!

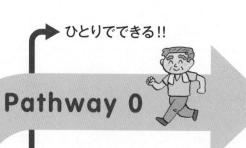

Pathway 0

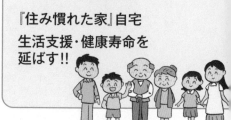

『家』

『住み慣れた家』自宅
生活支援・健康寿命を
延ばす!!

入院前のサポートに
ひきつづき
お願いして頑張る!!

病院
高度急性期医療

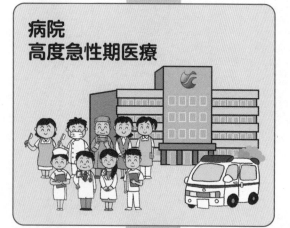

介護保険サービス

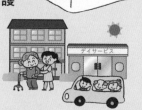

- デイサービス・デイケア
- 認知症対応型通所介護
- ショートステイ
- 小規模多機能型
  居宅介護
- 看護小規模
  多機能型居宅介護

訪問介護・訪問看護

往診・
訪問リハビリ
など

◆かかりつけ医

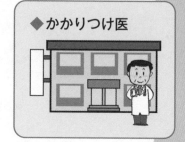

Pathway 1 入院をきっかけに
サポートをお願いする

Pathway 2 家に帰る前にもうひとふんばり!!

Pathway 3 力をかりて新しい家で…

支えるMAP

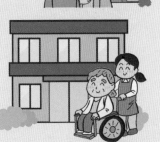

『新しい家』施設

- 特別養護老人ホーム
- 介護療養型医療施設
- 介護医療院
- グループホーム
- サービス付き
  高齢者住宅など

慢性期機能をもつ病院

- ◆ 医療療養病床
- ◆ 介護療養病床

回復機能をもつ施設

- ◆ 介護老人保健施設

病院

- ◆ 認知症でお困りの場合の専門病床
- ◆ 緩和ケア病床：がん終末期

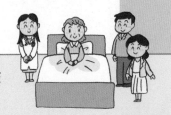

回復機能をもつ病院

- ◆ 回復期リハビリテーション病床
  30日〜150日
- ◆ 地域包括ケア病床 60日まで

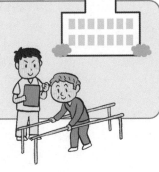

地域の病院

- ◆ 有床診療所（19床）

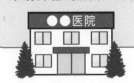

地域のサポーターが
タッグを組んで!!
お手伝いします。

急性期の治療が必要になったらまた入院

「介護保険制度」あらため「自立保険制度」!?

手助けが必要になった方やその家族を社会全体で支える仕組み
それが「介護保険制度」です。
介護されるのではなく、住み慣れた地域で自分らしく過ごすため
自分らしさとは何？をみつけること
「家で頑張りたい!!」を支えるため
「家族にだって自分の生活はある!」を守るため
だから、「自立保険制度」なんです。

Q 誰が受けられるの？

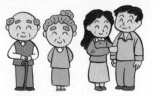

A 65歳以上の方（第1号被保険者）
手助けが必要であると認定された方。

40歳から64歳までの方で医療保険に
加入している方（第2号被保険者）
老化が原因とされる病気により手助けが必要とされた方。

Q サービス利用開始までの流れは？

電話などで相談
➡市町村の担当窓口へ

⬇

要介護認定の申請
➡本人または家族が市町村などに申請

⬇

主治医意見書	訪問調査
➡市町村の依頼で主治医が意見書を作成	➡市町村の職員が自宅を訪問して審査

⬇

要介護度の決定

⬇

認定結果通知
➡申請から30日以内に通知

⬇

要介護・要支援と認定	非該当と認定

Q サービス利用自己負担額は？

A 介護の区分・所得によって異なります。
お住まいの行政から発行されている介護保険負担割合証をご確認ください。

Q いつからサービスは利用できるの？

A 結果がでるのは約1か月後となりますが、どうしても必要な場合は申請日から利用できます。

転ばぬ先の
自立（自律）
保険!!

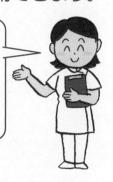

●結果通知が届いたら…

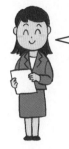
要支援1～2・事業対象者は地域包括支援センターへ

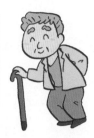

要介護1～5は居宅介護支援事業所・施設へ

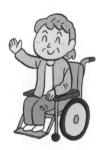

サービスの種類

■ 居宅へ

訪問 体調チェックや、入浴・排泄のお世話から掃除・洗濯、買い物・調理まで（訪問介護・看護・往診・リハビリなど）

通い デイサービス・デイケアなど

泊まり ショートステイなど

訪問＋通い＋泊まり 小規模多機能型居宅介護　看護小規模多機能型居宅介護

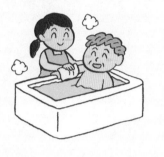

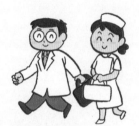

■施設に入居する

特別養護老人ホーム・介護医療院・グループホームなど

■住まいの環境を整える

福祉用具貸与（介護ベッド、車イスなど）
住宅改修費の支給

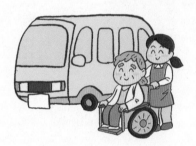

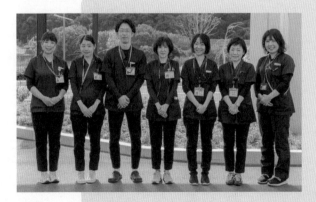

私たちが、地域へつなぎます!!

医療ソーシャルワーカー（MSW）

福祉サービスや制度などを活用しながら、患者さん・家族の抱える問題を解決します。地域資源とのネットワークもあり、患者さんへの情報発信も行います。

退院支援調整看護師

患者さんの病状把握をしながら、調整支援を行います。特に点滴や酸素などの医療的ケアが必要な方は、看護の専門知識を活かし安心して家に帰れるようサポートします。

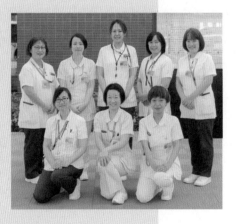

お気軽に声をかけて下さい
■医療支援センター／入退院支援室：1F やすらぎ広場 奥
■相談時間／平日8:15～17:15

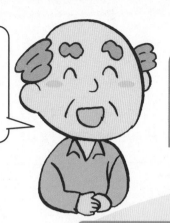

今度、入院することになったけど、何も心配せんでいいよ

患者さんの 生活 をサポートします！

詳しい内容は ▶ P 88-89 食べる

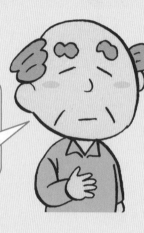

お食事の時、ムセたりしませんか？

時々、上手く飲み込めない時があるんよ

一人で大丈夫！！

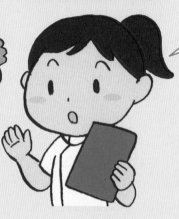

お父様の退院が決まりましたので退院後の事を一緒に考えましょう

遠方なので、電話やオンラインで相談できて助かります

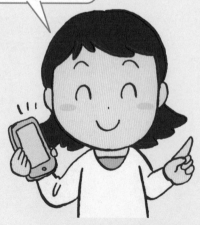

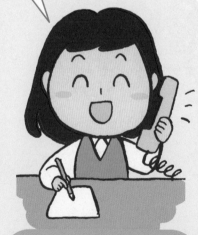

詳しい内容は ▶ P 78-79 退院する

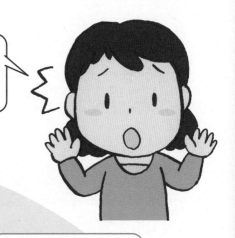

お父さん大丈夫？
離れて暮らしてるから
心配だわ

薬を飲む

薬が
たくさん
ありすぎて、
自分でもよく
わかってないんよ

詳しい内容は
▶ P 84-85

お薬の確認を
させてください

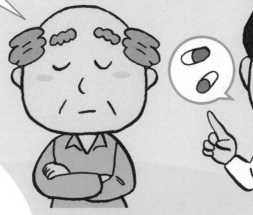

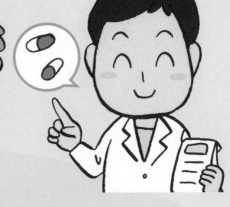

安心

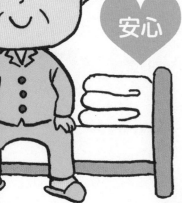

環境がかわると
転びやすくなるので、
一緒に予防しましょう

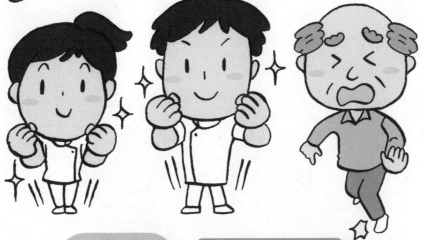

動く

詳しい内容は
▶ P 86-87

入院前から退院の後まで
薬剤師がお薬のサポートをします！

入院前	入院時	入院中	退院時
常用薬の内容、アレルギー、健康食品の摂取状況などを確認します。	治療や検査に影響する薬を服用していないか最終確認し、薬の管理方法もお聞きします。	効果・副作用の確認やポリファーマシーの解消に取り組みます。飲み込みが難しい場合は、錠剤を粉薬に変えるなど調整します。	入院期間中の薬の変更点などをかかりつけ薬局へお知らせします。

お薬手帳の内容を確認します

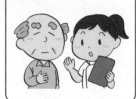

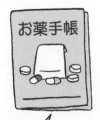

お薬手帳に入院中の情報を記載します

薬剤師

必要に応じて院外の医療機関・薬局へ情報提供を依頼します

入院前

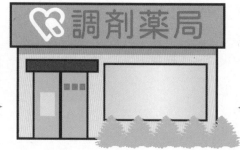

調剤薬局

院外のかかりつけ薬局・処方医療機関へ情報提供します

退院時

薬剤師

入院前の面談

飲んでいるお薬を教えてください

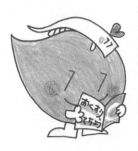

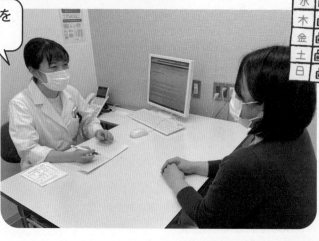

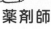

ご自分で管理するのが難しい場合、入院中は看護師がお薬を配ります

おくすりカレンダー

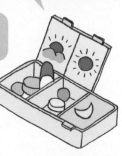

ポリファーマシー

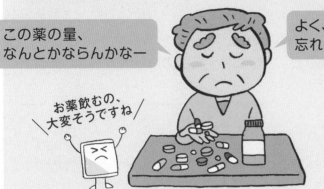

この薬の量、なんとかならんかなー

よく、飲み忘れるし・・・

お薬飲むの、大変そうですね

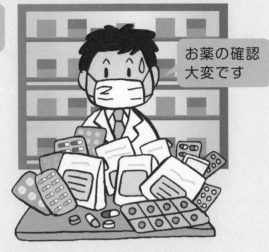

お薬の確認大変です

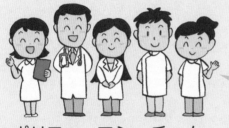

ポリファーマシーチーム

効果が重複する薬や副作用の原因となる薬、症状にあわない薬などがないか確認し、それらの中止について主治医に提案します

Column

ポリファーマシーとは？

ポリファーマシーは、多くの薬を服用しているために、副作用を起こしたりきちんと薬が飲めなくなっている状態のことをいいます。ただ薬が多いことではなく、必要でない薬（症状改善により中止可能となった薬など）を内服していることを表します。高齢者では、使っている薬が6種類以上になると副作用を起こす人が増えるというデータもあります。その副作用に対処するために更に薬が増えることも問題となっています。薬によっては急にやめると症状が悪化することがありますので、気になる場合は必ず医師や薬剤師に相談しましょう。

副作用に対処するうちに増えていく薬

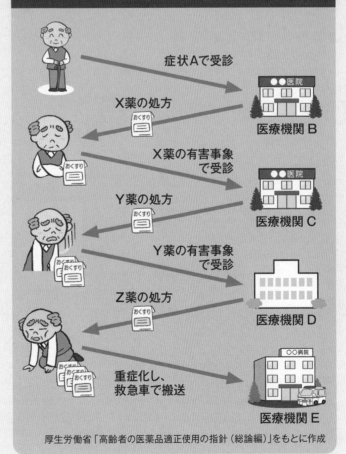

症状Aで受診　医療機関B
X薬の処方
X薬の有害事象で受診　医療機関C
Y薬の処方
Y薬の有害事象で受診　医療機関D
Z薬の処方
重症化し、救急車で搬送　医療機関E

厚生労働省「高齢者の医薬品適正使用の指針（総論編）」をもとに作成

転倒・転落予防のいろは

病院内は看護師をはじめとする医療従事者の目が届きやすく、バリアフリーの環境でもあるため、転倒・転落の危険性が低いように思われるかもしれません。ところが、入院中は急激な身体能力の低下や、不慣れな病室への環境変化、さらには精神的な影響などにより転倒・転落の危険性が高まります。

い
医療事故
およそ2割が
「転倒・転落」

は
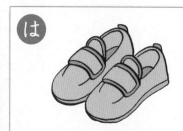
スリッパの使用は
転倒・転落の原因になるため
かかとのある靴を推奨しています。

ほ
ポリファーマシー
見直しで減らす
転倒・転落

(ポリファーマシー：多剤併用)

い

医療事故報告のうち、約20%を
転倒・転落が占めています。

は
履いてますか？
かかとのある靴
滑りにくい靴

ほ
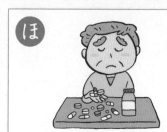
多剤併用は
転倒・転落リスクを高めるため、
服用薬剤を見直す必要があります。

ろ
老化で
高まる
危険性

に
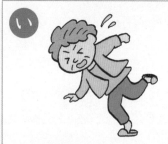
認知機能の低下により危険行動を
起こしやすくなります。→⑦参照

へ
ベッドの高さと
周囲の環境に
アプローチ

ろ
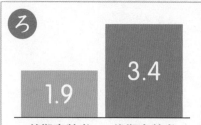
1.9　前期高齢者
3.4　後期高齢者
後期高齢者は転倒・転落の危険性が
非高齢者の3倍以上に高まります。

に
認知機能の
低下が招く
転倒・転落

へ
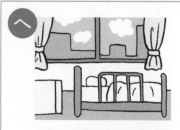
転倒・転落の多くは病室で
発生します。ベッドの高さや柵、
コード類の環境整備が重要です。

入院中の転倒・転落は、本来の治療を妨げるだけでなく、入院期間の延長などの弊害も生じるため積極的に予防することが重要です。当院では医師、看護師、リハビリ専門職、薬剤師、管理栄養士のチームで評価を行い、適切な予防対策に取り組んでいます。

と
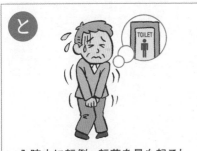
入院中に転倒・転落を最も起こしやすい場面は排泄関連です。

り
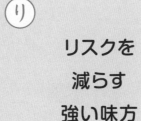
リスクを
減らす
強い味方

る
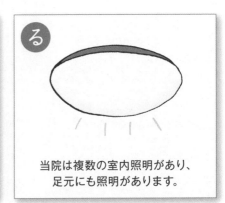
当院は複数の室内照明があり、足元にも照明があります。

と
トイレに
行くとき
要注意

り
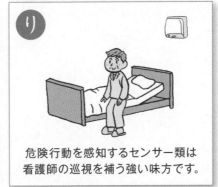
危険行動を感知するセンサー類は看護師の巡視を補う強い味方です。

る
ルクスの調整で
夜も安心

（ルクス：照度の単位）

ち
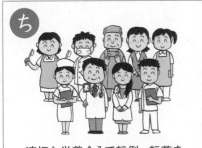
適切な栄養介入で転倒・転落を減らすことができます。

ぬ
濡れた床と
段差に
要注意

を
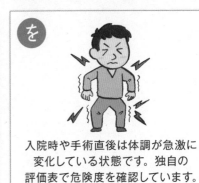
入院時や手術直後は体調が急激に変化している状態です。独自の評価表で危険度を確認しています。

ち
チームで介入
栄養サポート

ぬ
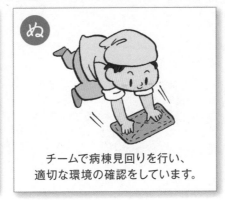
チームで病棟見回りを行い、適切な環境の確認をしています。

を
思ったよりも
動けない

誤嚥・窒息 "ゼロ" を目指して

飲み込みの機能（嚥下機能）が低下し、食べ物が気管に入ることを「誤嚥」といいます。嚥下機能は脳卒中やパーキンソン病などに罹患すると低下し、誤嚥・窒息しやすい状態となります。また、嚥下機能は加齢とともに低下することも知られており、誰にでも起こり得る身近な症状です。

リスク評価を行う対象は
すべての緊急入院患者さん

2021年度から誤嚥・窒息防止プロトコル（図1）の運用を開始し、すべての緊急入院患者さんのリスク評価を行っています。「リスクなし」「中リスク」「高リスク」の三段階に分け、リスクに応じた検査を行います。

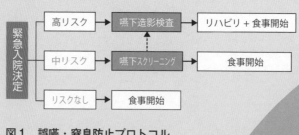

図1　誤嚥・窒息防止プロトコル

高リスク患者さんには全例
嚥下造影検査（VF）を実施

嚥下機能を詳細に評価できるのが嚥下造影検査です。この検査であれば、むせのない不顕性誤嚥も確実に見つけることができます。2021年度の検査数は1789件で日本一の実施件数となりました（図2）。

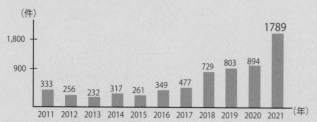

図2　嚥下造影検査数の推移

経験豊富な言語聴覚士

当院には嚥下のスペシャリストである言語聴覚士が5名在籍しています。多くの経験から培われた高い読影力で一滴の誤嚥も見逃しません。

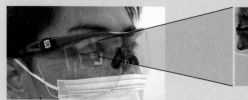

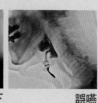

正常の嚥下　　　誤嚥

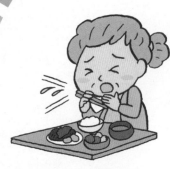

誤嚥・窒息を防ぐ

リスク評価

嚥下造影検査

言語聴覚士

⚠誤嚥

誤嚥・窒息を防ぐためには適切な評価を行い、嚥下機能に合った食事を摂取することが大切です。
入院から退院まで安全に食事摂取を行い、原疾患の治療がスムーズに進むよう多職種が一丸となって
全力でサポートします！

6つの柱

摂食嚥下認定看護師

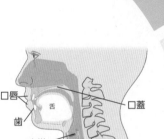

⚠️窒息

入退院支援センターに摂食嚥下認定看護師を配置

医療支援センターの入退院支援室（入院部）には摂食嚥下認定看護師が在籍しています。予定入院される患者さんと面談を行い、入院前の食事状況について伺います。心配ごとがありましたら何でもご相談ください！

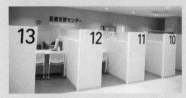
医療支援センター

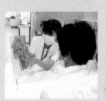
面談の様子

広島県初の口腔医療センター

広島県初の口腔医療センターでは、歯科医師による診察、歯科衛生士による口腔機能検査を実施し、嚥下造影検査結果に合わせて安全な口腔ケアを提供しています。また、義歯のトラブルにも歯科技工士が迅速に対応し、入院中の「食べる」をサポートします。

口腔管理

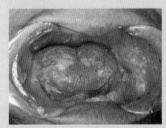
初診時

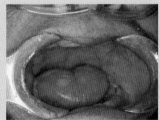
2日後

嚥下機能に合わせた6つの嚥下食

嚥下食

| 訓練用ゼリー | ゼリー食 | 市販のミキサー食 | とろみミキサー食 | とろみつぶし食 | とろみ5分菜食 |

重症 ← 嚥下障害重症度 → 軽症

魚の調理例

とろみミキサー食　とろみつぶし食
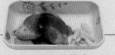
とろみ5分菜食

第4章 こんなに多くの人が働いています。

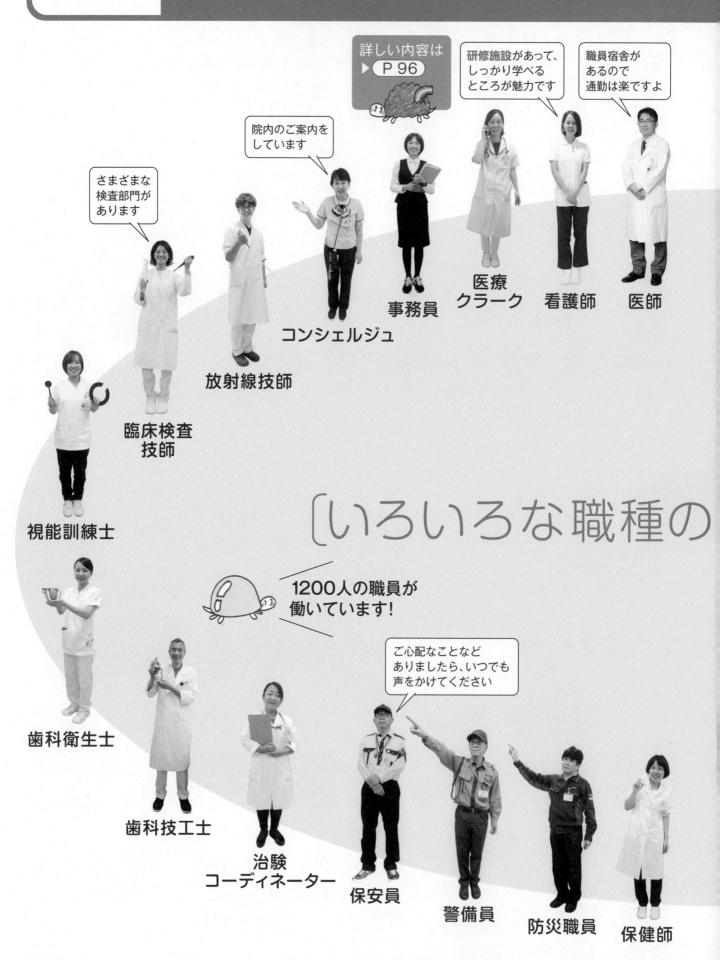

詳しい内容は
▶ P 96

研修施設があって、
しっかり学べる
ところが魅力です

職員宿舎が
あるので
通勤は楽ですよ

院内のご案内を
しています

さまざまな
検査部門が
あります

医療
クラーク

看護師

医師

事務員

コンシェルジュ

放射線技師

臨床検査
技師

視能訓練士

いろいろな職種の

1200人の職員が
働いています!

ご心配なことなど
ありましたら、いつでも
声をかけてください

歯科衛生士

歯科技工士

治験
コーディネーター

保安員

警備員

防災職員

保健師

女性にやさしい労働環境

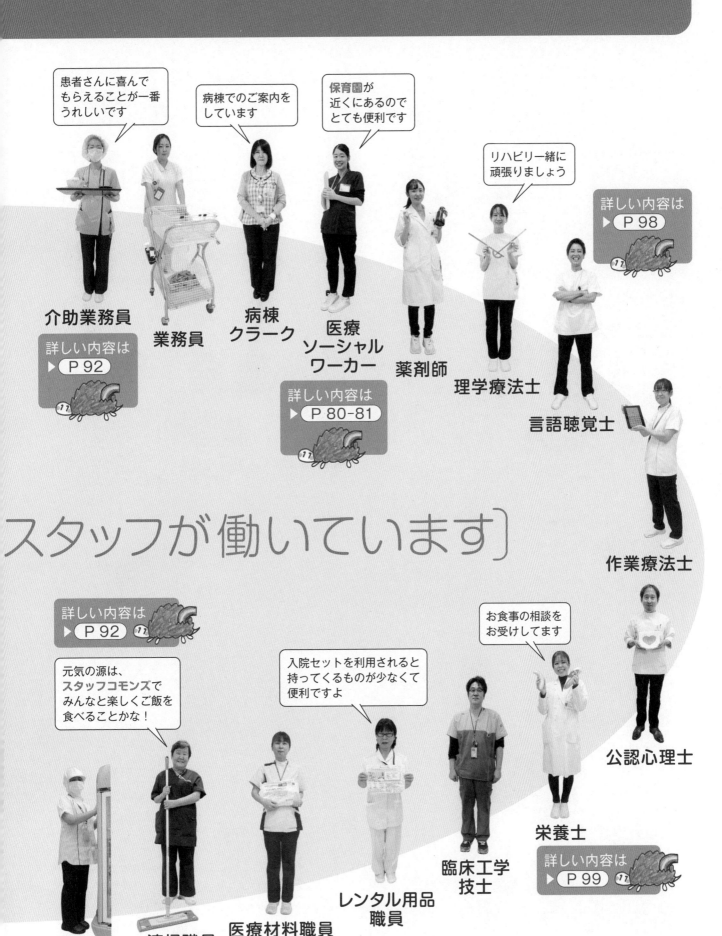

スタッフが働いています

患者さんに喜んでもらえることが一番うれしいです

病棟でのご案内をしています

保育園が近くにあるのでとても便利です

リハビリ一緒に頑張りましょう

詳しい内容は ▶ P 98

介助業務員

詳しい内容は ▶ P 92

業務員

病棟クラーク

医療ソーシャルワーカー

詳しい内容は ▶ P 80-81

薬剤師

理学療法士

言語聴覚士

作業療法士

詳しい内容は ▶ P 92

元気の源は、スタッフコモンズでみんなと楽しくご飯を食べることかな！

入院セットを利用されると持ってくるものが少なくて便利ですよ

お食事の相談をお受けしてます

公認心理士

給食職員

清掃職員

医療材料職員

レンタル用品職員

臨床工学技士

栄養士

詳しい内容は ▶ P 99

［職員の約70%は女性です］

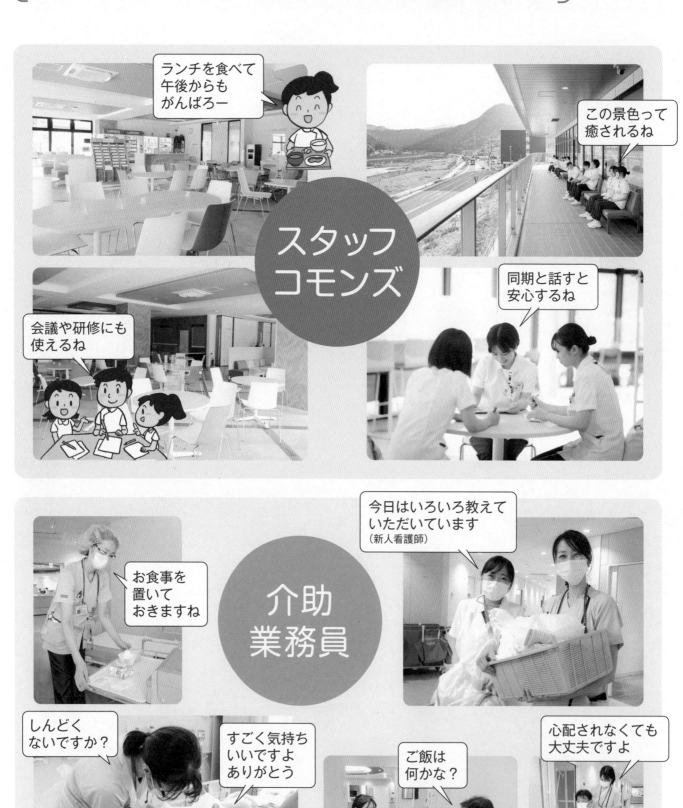

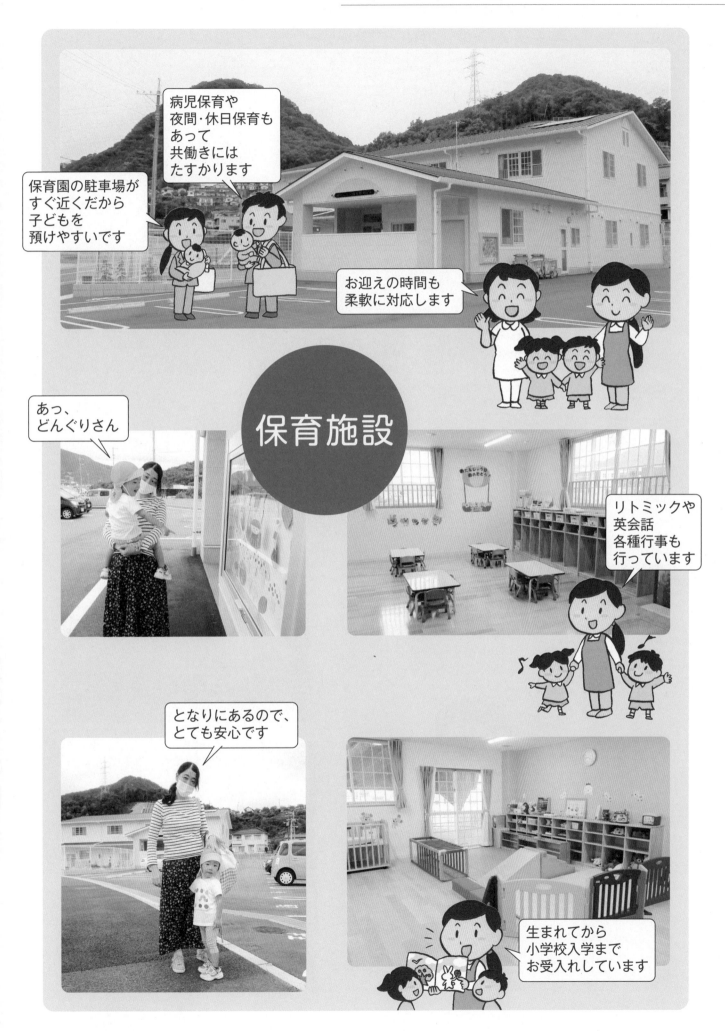

〔患者さんや職員を支える施設〕

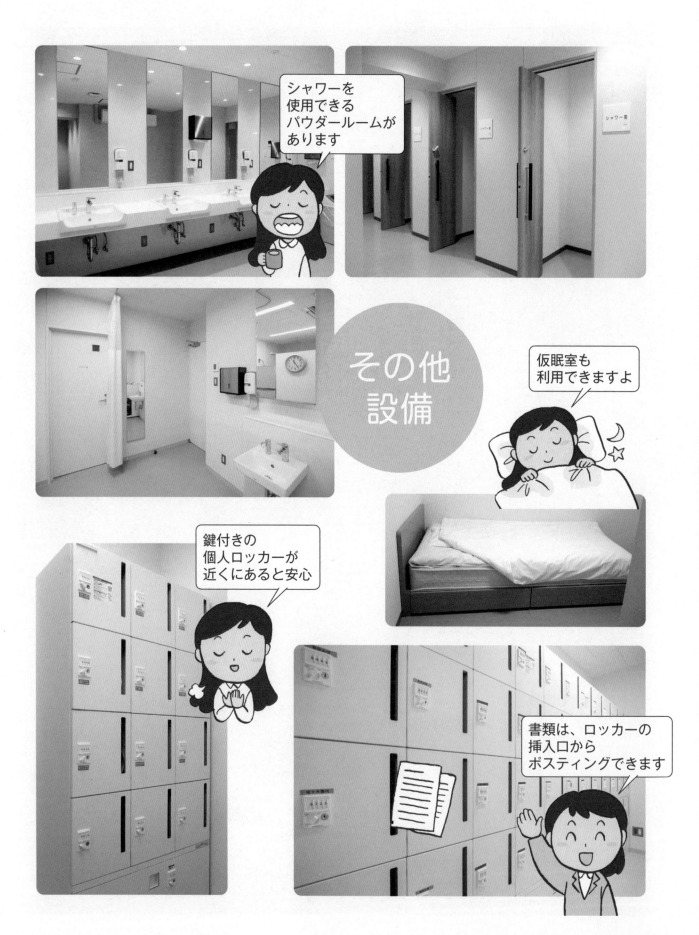

シャワーを使用できるパウダールームがあります

その他設備

仮眠室も利用できますよ

鍵付きの個人ロッカーが近くにあると安心

書類は、ロッカーの挿入口からポスティングできます

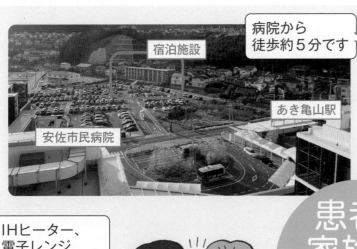

宿泊施設

安佐市民病院

あき亀山駅

病院から
徒歩約5分です

遠方からの患者さん・ご家族の
方が宿泊できるように
宿泊施設を整備しています

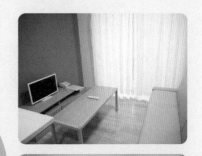

IHヒーター、
電子レンジ、
冷蔵庫、ケトルが
あります

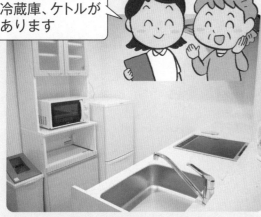

患者・
家族用
宿泊施設
1泊2,000円/室

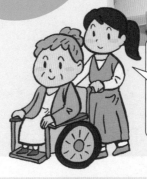

ベッドと
ソファーベッドが
あるから
2人までは
泊まれるんですね

職員
住宅
1R or 1LDK
オール電化

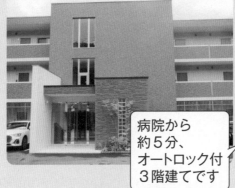

病院から
約5分、
オートロック付
3階建てです

エアコン、照明、
IHヒーター、
Wi-Fi完備

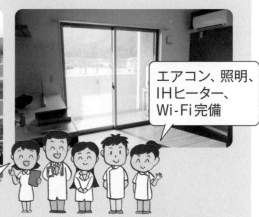

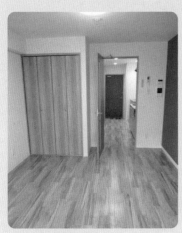

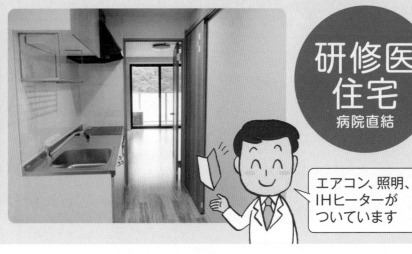

研修医
住宅
病院直結

エアコン、照明、
IHヒーターが
ついています

北部医療センターで
一緒に働きませんか？

レベルの高い教育・研修制度

当院は「がん診療」「救急診療」「脊椎脊髄診療」を3本柱として、それぞれの分野におけるエキスパートを育成しています。特に救急診療にあたる医師育成に関しては、病院をあげて常にレベルの高い教育を行っています。

看護教育では2023年度より特定行為研修を開始します。看護師の中には専門的なスキルを修得した専門看護師、認定看護師、特定看護師というエキスパートがいます。当院ではエキスパート看護師を育成し、院内で活躍の場を広げ、エキスパート看護師による現場教育を積極的に支援しています。

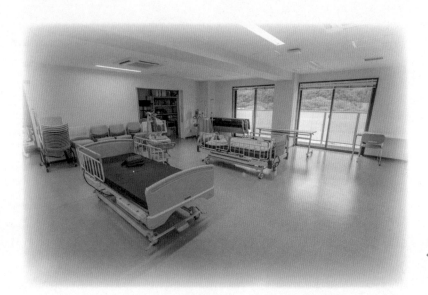

また多職種の認定資格取得、学会や研修会参加の支援を積極的に行い、専門的技能を修得した職員が、患者さんにレベルの高い医療を提供できるよう環境を整えています。新病院になり、研修を行うスキルアップセンターも整備されました。

← スキルアップセンター

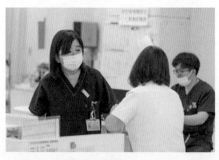

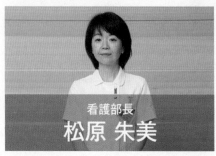

看護部長
松原 朱美

看護の専門性を発揮する
スペシャリストとは？

「専門看護師」「認定看護師」は日本看護協会資格認定制度の認定審査に合格し、「専門看護師」は特定の専門分野において高い技術と知識を持ち、より複雑で解決困難な看護実践に対して水準の高い卓越した看護を提供します。

「認定看護師」は高度化し専門分化した領域において、熟練した看護技術と知識を用い水準の高い看護実践を提供します。

「特定看護師」は「特定行為に係る看護師の研修制度」による研修を厚生労働大臣が指定した研修機関で修了し、診療の補助として特定の医療行為を、医師があらかじめ作成した手順書をもとにタイムリーに行うことができます。

病院のスペシャリストたち
コメディカル

Q 北部医療センターにおける
診療放射線技師の特徴は？

A 当院は33名の**診療放射線技師**で
業務を行っています。現代医療において画像診断は必要不可欠であり、私たち放射線技師は重要な役割を担っています。また新病院移転に伴い、救命救急センターを開設した当院は救急車の受け入れ台数が大幅に増加し、放射線技師の役割も多様化しています。
数多くの装置（一般撮影：4台、マンモグラフィ：1台、骨密度：1台、X線TV：2台、CT：4台、MRI：3台、RI：1台、PET：1台、IVR：4台、放射線治療：1台）を整備しており、多くのモダリティを経験することができます。また夜間業務は技師1名で一般撮影、CT、MRIなどすべての検査に対応する必要があるため救急診療の経験を積むことができ、スキルアップの可能性は無限大です。

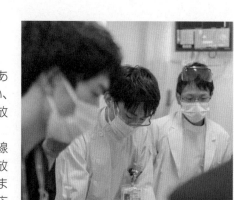
放射線技師

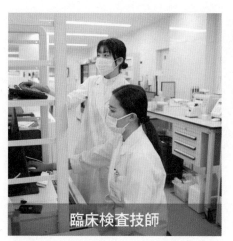
臨床検査技師

Q 北部医療センターにおける
臨床検査技師の特徴は？

A 当院では42名の**臨床検査技師**が2交代制勤務で
外来採血と臨床検査（血液検査、尿・便検査、生理検査、微生物検査、輸血検査、病理検査）を行っています。また安全に輸血するための管理や心臓、肝炎、動脈硬化のエコー検査、睡眠時無呼吸症候群の検査、脳波検査も私たち臨床検査技師が担当しています。現在ではコロナ陽性の判断も私たちが行っています。
日々の業務の中でさまざまな技術を身につけ、最先端の専門的知識は学会発表や研修会に参加して習得しています。さらに精度の高い検査結果を報告できるように日本臨床衛生検査技師会や関連学会の認定試験にチャレンジし、認定資格（30種類、のべ62名）を取得しています。

Q 北部医療センターにおける
薬剤師の特徴は？

A **薬剤師**の
業務には、内服薬や注射薬の調剤、飲み合わせのチェック等があり、これらはシフト制で薬剤師全員で分担しています。一方、入院患者さんに対しては、各病棟の担当薬剤師が患者さんと直接かかわる中で、副作用の防止等を考慮して、患者さんごとに適した薬剤選択について医師に提案を行っています。抗がん剤治療については、適正かつ安全に治療するために、医師がオーダーした治療内容を、がん薬物療法担当の薬剤師が確認したうえで混合調製しています。そのほか、感染症治療や栄養療法等、それぞれ専門性の高い薬剤師が多職種のスタッフと協力してチームで活動をしています。専門性を高めるために、学会発表や各種資格取得にも取り組んでいます。また、退院後の患者さんや外来で抗がん剤の治療を受ける患者さんについて、院外の保険薬局と連携することで、切れ目のないサポートを目指しています。

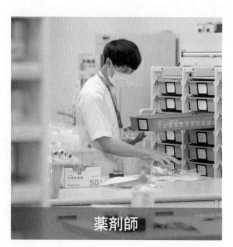
薬剤師

病院のスペシャリストたち

コメディカル

Q 北部医療センターにおける
リハビリテーション科の特徴は？

A # リハビリテーション科には、
理学療法士10名、作業療法士5名、言語聴覚士5名、業務員4名が在籍しています。ベテランから若手まで幅広い年齢層で、お互いに協力しながら、日々の診療業務に励んでいます。

当科の処方件数は、2020年度は年間5185件、2021年度は年間6756件で、処方件数は年々増加しています。疾患別リハビリテーションの内訳は、脳血管リハビリテーション32％、運動器リハビリテーション23％、呼吸器のリハビリテーション10％、がんのリハビリテーション8％で、脳血管リハビリテーションを中心にさまざまな疾患別リハビリテーションを行っています。

当院では、スタッフ育成の一環として、学会発表、論文投稿などの学術活動を積極的に行える体制作りに取り組んでいます。また、専門資格取得にも力を入れており、心臓リハビリテーション指導士、リンパ浮腫複合的治療技術者、日本摂食・嚥下リハビリテーション学会認定士、自閉症スペクトラム支援士等の取得に取り組んでいます。

理学療法部門では、

各科の回診やカンファレンスに参加して、病態把握や治療方針を共有し、入院や術後早期からリスク管理をしっかり行い、離床や移動の支援を積極的に行っています。また、日本糖尿病療養指導士2名、心臓リハビリテーション指導士5名、3学会合同呼吸療法認定士7名、認定理学療法士5名を中心として専門性の高いリハビリテーションに力を入れています。

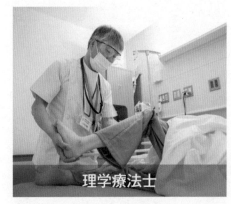

理学療法士

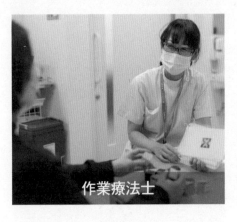

作業療法士

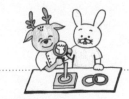

作業療法部門では、

脳血管疾患、整形疾患を主体に、がんや呼吸器疾患など、さまざまな疾患の患者さんが安心して生活を送れるように早期から心身機能・高次脳機能の評価や練習、日常生活動作の援助を行っています。さらに退院後に住み慣れた地域で生活を継続できるように脳神経外科、脳神経内科とも連携し、自動車運転の再開の支援に取り組んでいます。

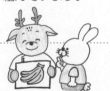

言語療法部門では、

嚥下障害、失語症、構音障害、高次脳機能障害を中心に急性期リハビリテーションを実施しています。嚥下障害が疑われる患者さんに対しては、入院・外来を問わず積極的に嚥下造影検査（VF）を行っています。2021年度の年間VF件数は1789件で国内では第1位となっています。また、小児の言語障害（発達障害、器質性・機能性構音障害）、パーキンソン病などの神経変性疾患に対する治療など、外来リハビリテーションにも力を入れています。

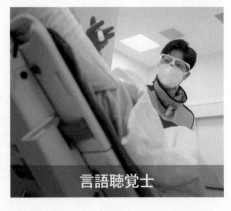

言語聴覚士

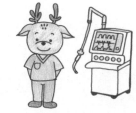

Q 北部医療センターにおける
臨床工学技士の特徴は？

A 当院の**臨床工学技士**は、
主に生命維持監視装置の操作、医療機器の保守点検を生業としています。一般的に総合病院では ME：医用工学技士（点検・保守業務）、CE：医療機器技術士（技術提供）と呼ばれており専任・専任化する傾向があります。特に点検・保守業務に関しては業務委託する病院もあります。
当院の特徴としてはメーカー任せではなく両方の業務を大切にしており、医療機器スペシャリスト「オオタニサン」二刀流を目指しています。また、在宅医療支援・チーム医療にも幅広く貢献しています。
「俺たちは潤滑油（血液）だ。滞りなくながれろ。業務（酸素）を回せ。"患者・病院"（脳）が正常に働くために」の精神で24時間オンコール体制で医療に従事しています。

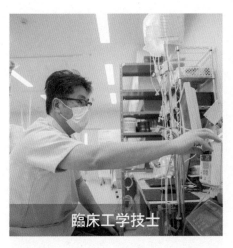

臨床工学技士

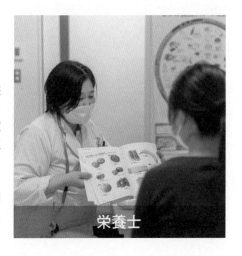

Q 北部医療センターにおける
栄養士の特徴は？

A 当院の**栄養士**の役割は
患者さんの治療効果を高めるために、栄養管理を行うことです。
主な業務は①入院患者さんの個々の栄養評価を行い、病態にあった給食の提供と訪問による食事調整、②入院と外来での自宅でも実施可能な栄養相談の実施、③入院患者さんの給食も成分だけでなく、美味しさや見た目、季節感等も考慮した給食管理があります。担当した患者さんが、病棟訪問や栄養相談後に摂取量や状態が改善しているのを見るとうれしく思います。
高度急性期病院とがん拠点病院でもあるため、NST専門療法士だけでなく、年数を経れば多くの病院栄養士関係の専門資格の受験資格が得られます。院内の多くのチームに参加し、幅広い知識を持つことは自信につながると思います。興味と意欲があればチャレンジを応援します。

栄養士

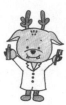

Q 北部医療センターにおける
歯科衛生士の特徴は？

A 当院の**歯科衛生士**は、
がん治療や手術を受けられる患者さんの口腔（こうくう）管理および外来・病棟での口腔ケアなど、あらゆる医療の現場で専門的口腔ケアを提供しています。
当院では超高齢社会を背景にした医療のニーズに応えるため、口腔医療センターを設置しています。入院直後より、歯科衛生士も口腔内検査や口腔機能検査、口腔ケアを行い、呼吸器疾患などの治療の一部を担います。
また、7つの医療チームに参加して高度急性期病院の一部門として地域医療に貢献しています。多くの他職種と連携し、さまざまな症例に対応するため、より高い知識と技術が必要になります。糖尿病療養指導士や口腔ケアの認定を取得するなど、多方面の分野に挑戦することができます。

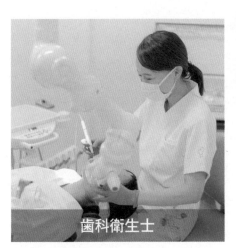

歯科衛生士

病院のスペシャリストたち

認定看護師

Q 心不全認定看護師は
どのような仕事をしていますか？

A **心不全看護認定看護師**は
多職種と連携を取りながら、心不全患者さんの退院後の自宅の生活
環境や、自身が大切にされていることに合わせた生活調整を一緒に考えて支援
することを仕事としています。

心不全の自己管理は「塩分を控えた食事をしよう」「薬は欠かさずに飲もう」「毎
日体重や血圧を測ろう」など、面倒なことも多いです。退院後実際に生活して
みると、入院中に聞いた話のようにはうまくいかなかったり、少しずつ忘れて
しまうこともあります。そのため退院後困っていることはないか、薬の飲み方
や食事の管理、どんなときに病院に来た方がいいかなど、外来での個別面談や
電話訪問などで相談を行っています。

患者さん一人ひとりの話を聞きながら、患者さんに合った生活スタイルを一緒
に見つけることが一番大切な仕事です。

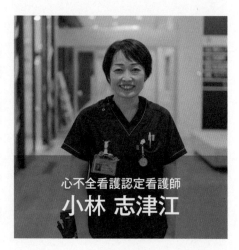

心不全看護認定看護師
小林 志津江

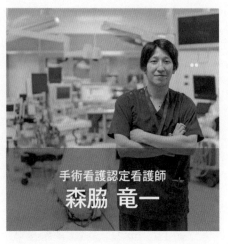

手術看護認定看護師
森脇 竜一

Q 手術看護認定看護師は
どのような仕事をしていますか？

A **手術看護認定看護師**は
手術を受ける患者さんが、より安全にそして安心して手術を受けら
れるように、手術室の運営やスタッフ教育にかかわっています。長時間同じ姿
勢で手術を受ける患者さんへの褥瘡（床ずれ）や神経障害を予防するために、
患者さんに合ったマットの工夫や安楽な姿勢を取ることができるように教育を
行っています。

また、万が一患者さんに急変が起きたときにも迅速に対応できるようにシミュ
レーション教育も行っています。そして、手術前の不安をできるだけ取り除
き、しっかりと手術室でのことが説明できるように術前訪問の仕組みも整えて
います。

Q 認知症看護認定看護師は
どのような仕事をしていますか？

A **認知症看護認定看護師**は
入院前どのような生活をしていたか、入院生活で困ったことはない
かなどの話を伺い、少しでも安心して過ごしてもらえるように病棟看護師と一
緒に環境を整えていきます。認知症をもち入院している患者さんは、住み慣れ
た自宅と違う入院生活で不安に思ったり、戸惑ったりすることが多くあります。
そのため、週1回多職種で構成している認知症ケアチームで、全病棟のラウン
ドを行い相談にのっています。

外来では、認知症ではないかと不安で受診する患者さんや家族の気持ち、さら
に内服の管理などについて話を伺ったり認知機能テストも行っています。困りご
とや心配に思っていること、日常生活で不便に感じていることに対して、家族と
一緒に考えたり、お住まいの地域の介護関係者と連携し支援を行っています。

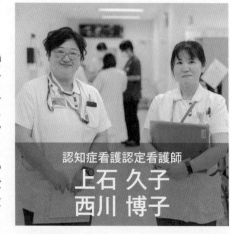

認知症看護認定看護師
上石 久子
西川 博子

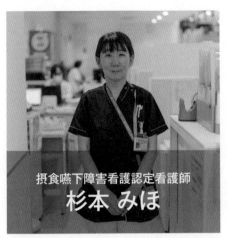

摂食嚥下障害看護認定看護師
杉本 みほ

Q 摂食嚥下障害看護認定看護師は
どのような仕事をしていますか？

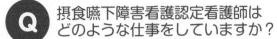

A 摂食嚥下障害看護認定看護師は

何らかの原因により、飲み込んだり食べたりする行為が困難になった患者さんのために病床訪問で飲み込みのテストを行い、その患者さんの飲み込みの力を評価します。詳しい検査が必要な場合は、医師や言語聴覚士と相談し、嚥下造影検査を行います。

嚥下障害の重症度はさまざまであり、その方の嚥下機能にあった看護を実践しています。たとえば、自分の唾液も飲み込めずにむせる方には、唾液を誤嚥しないような体位調整や、肺炎を予防するための口のケアを実践・指導したり、安全に口から食べられるように多職種でチームラウンドを行い、姿勢や食形態・一口量の調整や食事介助、リハビリの実践・指導を実施しています。

Q 集中ケア看護認定看護師は
どのような仕事をしていますか？

A 集中ケア看護認定看護師は

重症かつ高度な医療を必要とし、24時間集中した治療や看護が必要な患者さんの病態の変化を予測し、重症化の回避と早期回復の支援を目標に働いています。生命維持装置を使用中は話すことができないため、訴えや希望を他者に伝えることが難しい状況にあります。そこで表情や体の動き、さまざまな機器の情報などから苦痛や訴えを汲み取り、必要なケアを提供しています。ICUでは生命の危機的状態を脱するだけでなく、その先にある患者さんの生活を見据えたケアが重要です。近年、ICUを退室後や退院後に生じる運動機能・認知機能・精神の障害（集中治療後症候群）が課題となっています。これらを予防するためにICUでは手順に基づき、医師や理学療法士と協働し早期からリハビリテーションを行い、障害の程度を最小限に抑えることができるように努力しています。

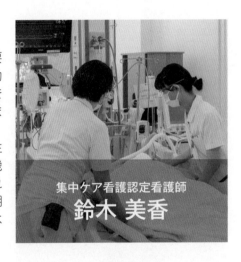

集中ケア看護認定看護師
鈴木 美香

Q 皮膚・排泄ケア看護認定看護師は
どのような仕事をしていますか？

A 皮膚・排泄ケア看護認定看護師は

人工肛門や床ずれ、傷の管理などで困っている患者さんの支援のため、病院のあらゆる場所に出向いて仕事をしています。また、人工肛門の管理では専門外来で退院後も継続的な支援をしています。時には自宅に訪問し、ケアを提供することもあります。

患者さんは病気やけがの治療過程で不安を抱えて生活することになります。そのため生活を制限したり、社会的な立場を下げたりしてしまう状況に陥ることがあります。私たちは知識と技術で、患者さんがその人らしくあることを全力でサポートすることで患者さんや家族から「ありがとう」「安心した」という言葉がいただけます。自分がかかわることで患者さんが少しでも安心して日常生活が送れて、ケアを受けることでホッとできる時間を提供していきたいです。

ストーマ外来
診察室

皮膚・排泄ケア看護認定看護師
神田 光太郎

Q 糖尿病看護認定看護師は
どのような仕事をしていますか？

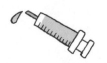

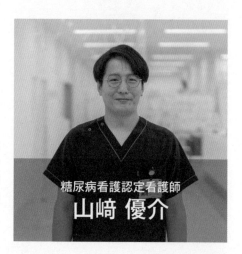
糖尿病看護認定看護師
山﨑 優介

A **糖尿病看護認定看護師**は、
糖尿病患者さんの療養を支援することが一番の役割です。糖尿病は一生涯治らない病気です。そのため、食事、運動、薬物などの療養を一生続けていかなければなりません。患者さんはその長い療養生活の中で悩んだり、戸惑ったり、くじけたりしながら生活をしています。その思いに寄り添い、糖尿病とうまくつきあっていく方法を一緒に考え、患者さんが自分らしく生活し、自分らしく生きていけるように支援していくことが私の仕事です。

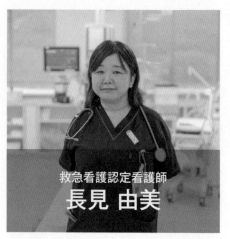
救急看護認定看護師
長見 由美

Q 救急看護認定看護師は
どのような仕事をしていますか？

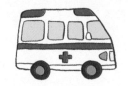

A **救急看護認定看護師**は
救急外来に勤務し、急性の病気や大きな外傷などさまざまな状況によって来院する、または搬送される患者さんに対して、しっかりと向き合い、早急に救急処置が行えるよう院内トリアージや環境調整を行っています。
救急外来は一刻を争うような看護実践が必要となる場所です。そこで看護師スタッフがやり甲斐や、使命感を持って働けるようにサポートをしています。救急患者さんの中にはしゃべれない状態の方もいます。そんなときには、家族としっかりコミュニケーションをとり、患者さん・家族に寄り添い、思いに応えられるようにしています。また、救急時の対応について、スタッフへの指導や災害に備えてのマニュアル整備や災害研修なども行っています。

Q がん化学療法看護認定看護師は
どのような仕事をしていますか？

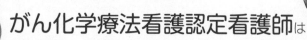

A **がん化学療法看護認定看護師**は
名前の通り、抗がん剤治療にかかわる役割です。がんの薬物療法は効果が期待される反面、注意したい副作用があります。中には、日常生活に影響を及ぼす症状もあるため、心構えや準備しておきたいこと、治療中ならではの大切なことなどをお伝えするようにしています。
患者さんからは、副作用症状による困りごとや希望などを聞いて、治療中もできるだけ普段と変わらない生活を続けることができるようにサポートしています。近年、支持療法の発展によって通院して行う「外来治療」が主流となりました。安全な通院治療の提供を基盤とし、一人ひとりの患者さんの治療状況に応じた、きめ細やかな対応を心掛け取り組んでいます。

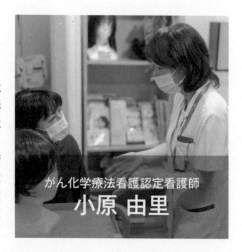
がん化学療法看護認定看護師
小原 由里

病院のスペシャリストたち
特定看護師

Q 特定看護師は
どのような仕事をしていますか？

A **特定看護師**は
特定行為を行うことができる看護師のことです。特定行為とは診療の補助であり、看護師が手順書により行う場合には、実践的な理解力、思考力、判断力並びに高度かつ専門的な知識と技能が特に必要とされる38行為です。簡単にいうと、今まで医師しかできなかった38項目の医療行為が看護師もできるようになるというものです。研修で身につけることによって、患者さんのためにさまざまな医療処置をタイムリーに提供できるため、患者さんが満足できる入院生活を送ることができます。

私は2016年より糖尿病看護認定看護師という、糖尿病を専門とした看護師の資格を取得しています。そして、2018年に特定行為研修を修了しました。私が行える特定行為は3行為です。その中でも主に「インスリンの投与量の調整」という特定行為を活用しています。具体的には、インスリンを注射している患者さんのインスリン単位数を調整することができます。この技術を生かし、患者さんの体の状態や生活状況に合わせたタイムリーできめ細かい支援を行っています。患者さんの高齢化や医療の進歩に伴い、看護師の役割も大きく変化してきています。新しい制度であるこの特定行為を活用し、今まで以上に患者さんの幸せをサポートできるように頑張ります。

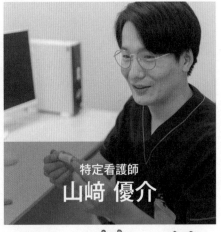

特定看護師
山﨑 優介

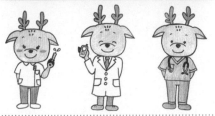

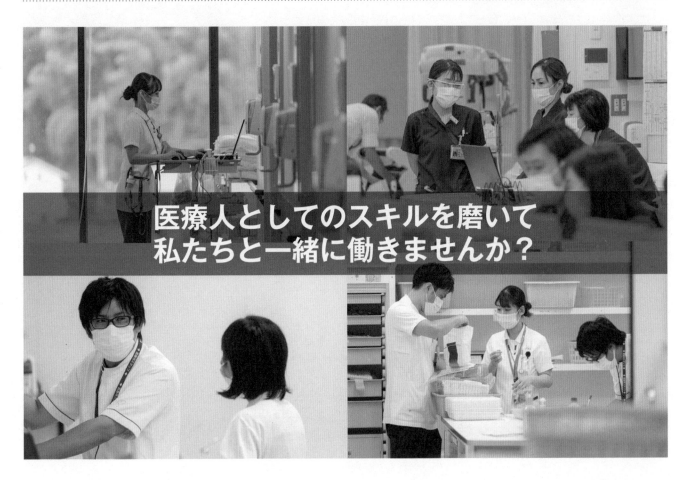

医療人としてのスキルを磨いて
私たちと一緒に働きませんか？

編集後記

「これではダメ。この本は病院の自慢ではなく、読む人に自分の"イザ"を知ってもらうための本ですよ、森さん」。そう当時の病院長である土手先生から言われたのは、この本がほぼ完成し、発売日も決まっていた2022年の秋でした。

2022年5月の移転を記念して企画された本書ですが、最初にできた原稿はたくさんの文章が並び、専門用語が飛び交って各診療科の最新技術を紹介する"よくある病院紹介本"でした。そのような本ではなく、"イザ"という時の助けになるような観光ガイドブックの病院版を目指して一から作り直すことになりました。

本を制作するチームを立ち上げて、「そもそもこの本を読んでもらいたい人はどんな人か」「どの地域の人に読んでもらいたいか」というところからもう一度考えて、わかりやすい本になるように全体の構成からページ配分、デザインなども自分たちで意見を出して制作を始めました。私たちも本を作る作業は初めてでいろいろと試行錯誤しました。日頃の診療業務がある中での作業は、締め切りも相まって正直大変でした。そんな中でも各担当者が協力しながら、妥協せずに「わかりやすさ」を追求してできたのがこの本です。

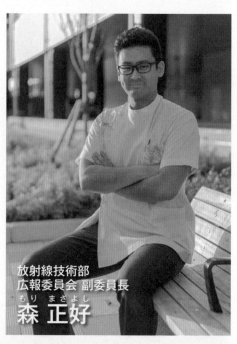

放射線技術部
広報委員会 副委員長
森 正好（もり まさよし）

私個人にとっても、この本の制作を通して病院の仕組みなど知らないことをたくさん学び、普段はかかわることのないスタッフとも交流する大変貴重な経験となりました。まだまだ若輩者である私にこのような仕事を任せていただいたことを、この場をお借りして感謝申し上げます。

救急編にもあるように、"イザ"というときに病院は選べません。突如自分や家族、身の回りの大切な人に起こる"イザ"の前に、"イザ"の時の病院や"イザ"の時にどうすべきかを知っておいてもらいたい、その思いでこの本を制作しました。とにかく読みやすくすることを念頭に、たくさんの病院スタッフが一から制作にかかわってできた本書は、広島に住む皆様の手に取っていただくにふさわしいものになっていると自負しています。皆様の"イザ"というときに、この本がお役に立てると信じて編集後記とさせていただきます。

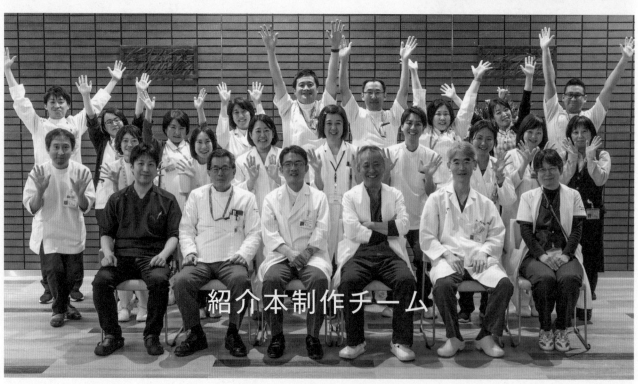

紹介本制作チーム